매일
젊어지는

1분
자세
교실

노화를 막고 틀어진 몸을 바로잡는다

매일
젊어지는
1분
자세
교실

쇼지 지음 | **문혜원** 옮김

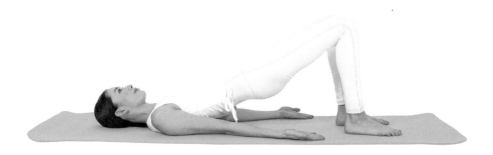

시드니의 인기 자세교정 테라피스트
쇼지의 인생 이야기

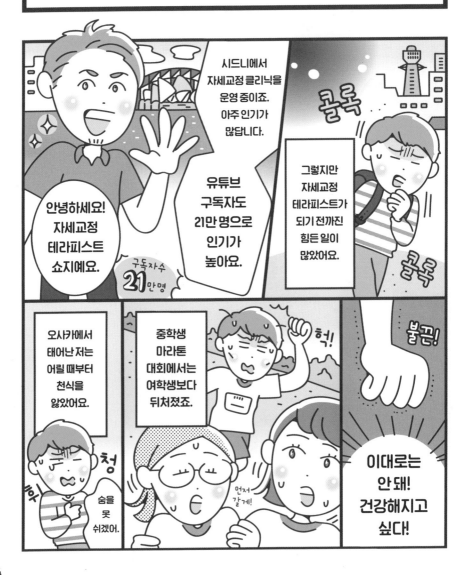

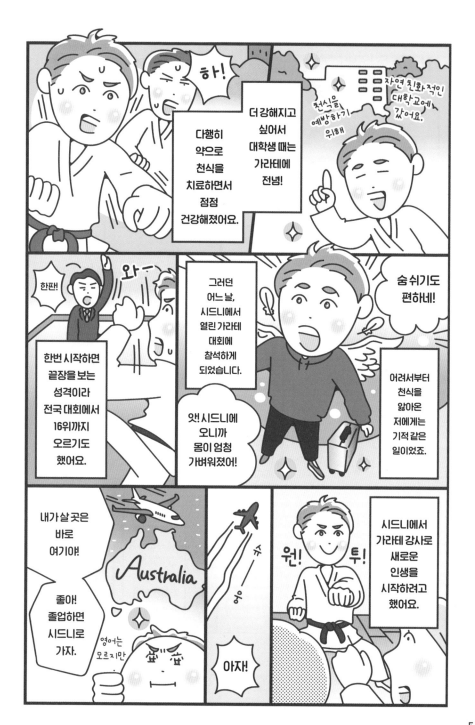

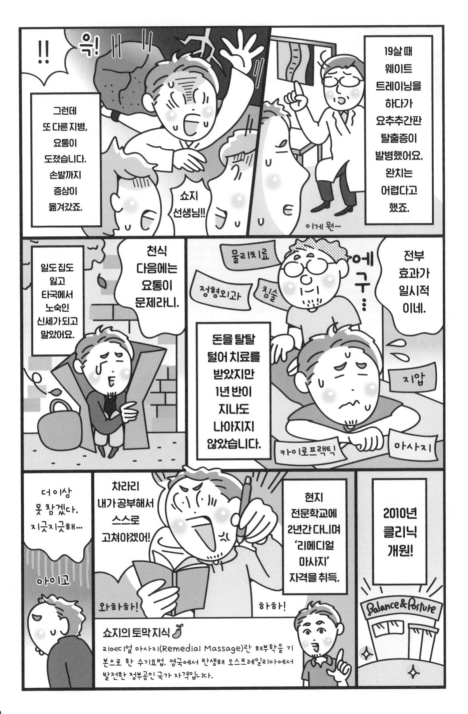

6

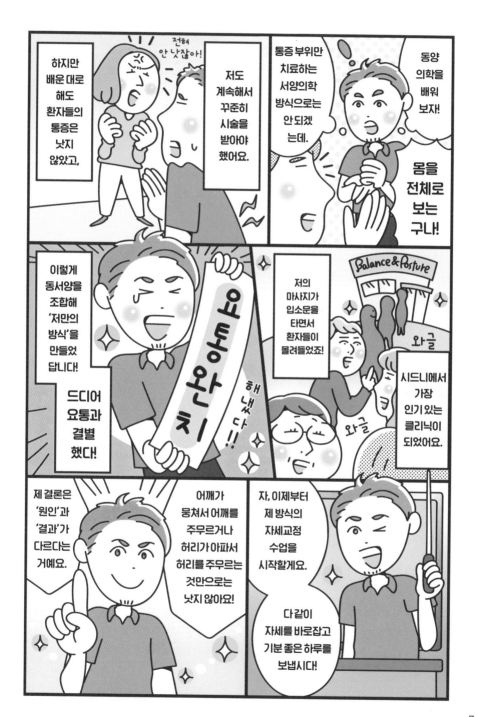

안녕하세요. 저는 오스트레일리아의 시드니에서 자세교정 테라피스트로 활동하고 있는 쇼지입니다. 지금부터 이 책에서 여러분의 몸이 편안해지는 이야기와 운동법을 소개하려고 해요.

우리 주변에는 자세를 나쁘게 만드는 원인들이 너무나도 많습니다. 특히 최근에는 스마트폰과 태블릿 PC, 컴퓨터 등을 사용할 일이 점점 늘어나면서 일자목, 어깨 결림, 새우등 자세가 흔해졌죠. 아마 많은 분이 같은 문제를 겪고 있을 겁니다.

디지털 기기가 나쁘다는 뜻은 아닙니다. 정말 나쁜 것은 같은 자세를 오랫동안 취하는 습관이지요. 책상에 앉아서 하는 업무, 서서 보는 업무, 하루 종일 이어지는 공부, 한쪽 손만 혹사시키는 집안일, 허리에 부담이 되는 육아 등. 어떤 일이든 같은 동작을 집중해서 계속하면 그만큼 몸이 틀어질 확률이 커집니다.

가장 대표적인 나쁜 증상은 뭐니 뭐니 해도 '새우등'과 '요추 과전만(골반전방경사)'이에요.

등이 새우등처럼 구부정해지면 어깨가 안으로 말리면서 라운드 숄더가 되고, 목과 어깨에 결림 및 통증이 찾아오면서 심하면 손가락이 저리기도 합니다. 가슴과 얼굴 근육도 탄탄하게 유지되지 못하고 아래로 처지고요. 또 구부정한 자세 때문에 폐가 압박을 받으면 숨을 편하게 쉬지 못해 뇌에 산소가 제대로 공급되지 않아 늘 멍한 상태가 됩니다. 그러다 보면 실제 나이보다 더 늙어 보이기도 하죠.

새우등 자세는 살찌는 원인으로도 작용해요. 견갑골 주변에는 지방을 효율적으로 태워주는 갈색지방이 많이 분포한다고 알려져 있습니다. 등이 구부정하면 견갑골이 바른 위치에 자리 잡지 못해 갈색지방이 제대로 활동하지 못하고 결국 살이 잘 빠지지 않습니다.

한편 요추 과전만이란 옆에서 몸을 봤을 때 허리의 S자 커브가 원래보다 더 휘어진 상태를 뜻해요. 골반이 앞으로 기울면 상반신이 자연스럽게 앞으로 쏠리는데요. 중심을 잡기 위해 허리를 더욱 과하게 뒤로 젖히다 보면 요추 과전만이 생기게 됩니다. 요추 과전만은 만성적인 요통, 냉증, 부기, 볼록한 배, 허벅지 부종을 일으키는 백해무익한 자세입니다. 이 책에는 이러한 나쁜 자세에서 벗어날 수 있는 매우 간단한 방법을 부위별로 담았어요.

모든 동작은 대략 30초, 양쪽을 모두 실시해도 1분 내에 끝낼 수 있죠! '쇼지식 운동'을 실천하면 자세가 금세 아름답게 잡히고, 이 상태를 꾸준히 유지하면서 노화도 막을 수 있습니다.

제가 안내하는 자세교정의 특징은 '간단, 안전, 확실한 효과'예요. 원래는 제 클리닉에 오는 환자들에게 선물하고 싶은 마음을 담아 오랫동안 고민한 끝에 만든 운동입니다. '아무리 나이가 많은 사람이라도 집에 돌아가서, 혼자서도 할 수 있어야 한다는 점'을 우선시한 결과, 환자들의 만족도가 확실히 높아졌지요. 덕분에 시드니에서 '항상 줄을 서서 기다리는 클리닉'이 탄생했고요.

이 운동을 유튜브에 공개했더니 세계 곳곳에서 반향을 일으켰고, 채널 구독자 수는 순식간에 약 21만 명이 되었습니다.

'말할 수 없을 만큼 심각했던 통증이 사라졌다.'
'아침에 일어나는 일이 가뿐해졌고 금세 활발히 움직여도 무리가 없다.'
'이제 물건을 거뜬하게 들어 올릴 수 있다.'

스트레칭을 꾸준히 하고 나서 삶의 기력을 되찾은 많은 분의 이야기가 저에게는 큰 힘이 되고 있어요.

이 책은 유튜브에서 인기가 특히 많았던 핵심 영상의 동작을 한데 모아 만들었습니다. 모두 제가 만든 운동이며, 대체로 수십만 번 이상 재생되었답니다. 그중에는 200만 조회 수를 기록한 영상도 있어요.

바른 자세를 취하면 컨디션이 회복되면서 표정이 온화해지고 좋은 인연이 늘어나기 시작해요. 젊었을 때처럼 온몸에 에너지가 넘쳐흐르고, 작은 목표부터 큰 꿈까지 이룰 수 있게 된답니다.

책에는 이와 관련된 멋진 이야기도 많이 실었어요. 전부 제 환자들이 겪은 실화입니다. 여러분도 쇼지식 운동으로 새로운 인생을 시작해보세요.

많은 분이 "정말 좋아요!"라고 이야기하고, 요요 현상도 없는 '쇼지식 운동'으로 자세를 교정하며 마음까지 깨끗하게 바꿔봅시다. 더불어 인생에도 생기 있고 긍정적인 기운이 가득하도록 만들어볼까요!

오스트레일리아 시드니에서

쇼지

이 증상, 비뚤어진 몸이 원인입니다!

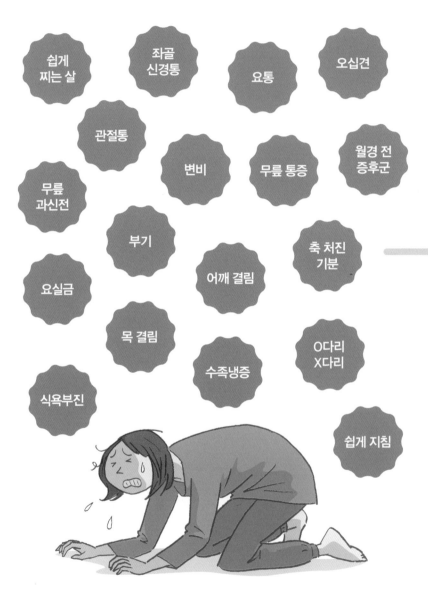

하지만 쇼지식 운동으로 자세가 바뀌면……

여러분의 인생도 달라질 수 있습니다!

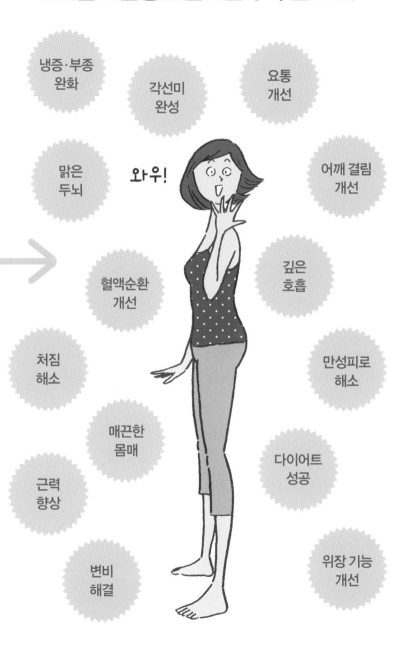

냉증·부종
완화

각선미
완성

요통
개선

맑은
두뇌

와우!

어깨 결림
개선

혈액순환
개선

깊은
호흡

처짐
해소

만성피로
해소

매끈한
몸매

근력
향상

다이어트
성공

변비
해결

위장 기능
개선

지금 나의 몸 상태는 어떨까?

비대칭 셀프 체크

아무리 자세에 신경 써도 우리 몸은 매일 조금씩 틀어져요.
자세를 교정하기 전 첫 번째 과정은 몸이 얼마나 비뚤어졌는지 파악하는 거예요.

골반의 비대칭 - 앞뒤 방향

1 벽에 뒷머리와
등, 엉덩이가
일직선이 되도록
바르게 선다.
발뒤꿈치는 벽에서
3cm 떨어뜨린다.

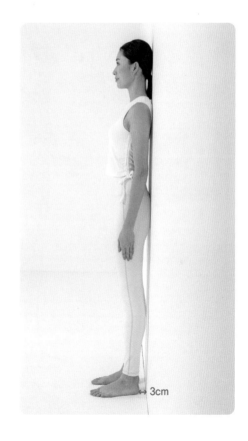

3cm

2

1의 상태에서
벽과 허리 사이에
손이 들어가는지
체크한다.

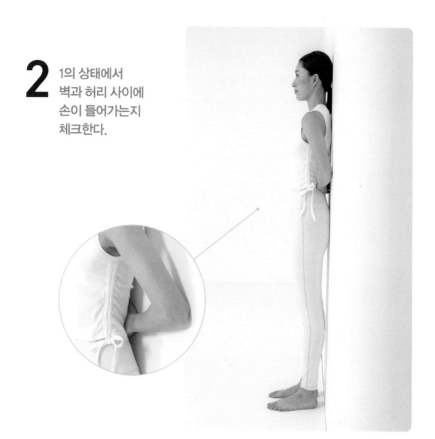

허리에 남는 공간이 어느 정도인지에 따라
골반 앞뒤의 비대칭 상태를 알 수 있어요.

☐ **손바닥 1겹** ······ 파란불

☐ **손바닥 2겹** ······ 노란불 → 골반전방경사(요추 과전만) 주의

☐ **주먹 1개** ······ 빨간불 → 골반전방경사

☐ **손이 안 들어감** ······ 빨간불 → 골반후방경사

골반전방경사 혹은 골반전방경사 주의에 해당하는 사람은 52쪽, 골반후방경사
에 해당하는 사람은 97쪽 체크!

1 벽에 뒷머리와 등을 댄 채
곧은 자세로 앉고, 고관절이 90°가
되도록 다리를 쭉 편다.

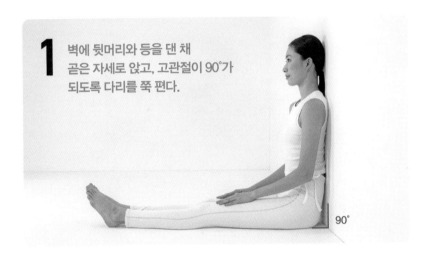

2 엄지를 허벅지가 접히는 부분에 둔다.
나머지 네 손가락은 허벅지 바깥에 둔다.

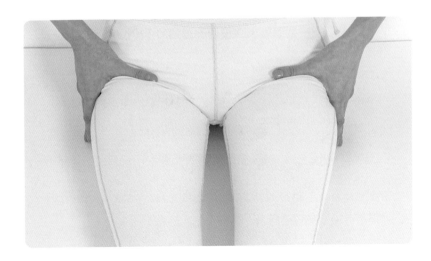

16

3

무릎을 향해 양손 모두 엄지를 밀어준다.
엄지가 접시 모양의 무릎 뼈인 슬개골에 닿으면 멈춘다.

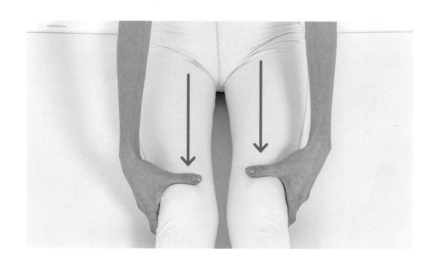

어긋난 양쪽 엄지 사이의 길이로
골반 좌우의 비대칭 상태를 알 수 있어요.

☐ 어긋난 길이가 0~0.5cm …… 💡 파란불

☐ 어긋난 길이가 0.5~1cm …… 💡 노란불 → 비대칭 주의

☐ 어긋난 길이가 1cm 이상 …… 💡 빨간불 → 비대칭 심각

노란불·빨간불에 해당하는 사람은
58쪽 체크!

여기를 본다.

등 뒤에서 양손을 깍지 끼고,
손바닥을 마주한 상태에서
손을 위로 올린다.

팔꿈치를
굽히면 안 돼요!

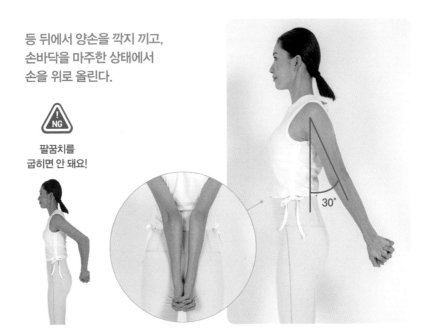

30°

손이 어느 정도까지 올라가느냐에 따라 상반신의 틀어진 상태를 알 수 있어요.

☐ 30° 이상 올라간다. ...... 🔵 파란불

☐ 전혀 올라가지 않거나 30° 미만이다. ...... 🟡 노란불 → 새우등 주의

☐ 손바닥이 붙지 않는다.
   팔꿈치를 뻗지 못한다. ...... 🔴 빨간불 → 새우등 심각

노란불·빨간불에 해당하는 사람은 새우등일 가능성이 있음. 62쪽 체크!

거북목 확인

전신거울 옆에 서서
상반신을 촬영한다.

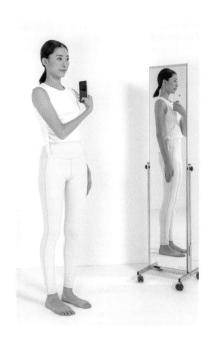

시선은 정면을 바라본다.

귓구멍에서 어깨 중앙까지 연결한 선을 보면
목의 변형 상태를 알 수 있어요.

☐ **선이 일직선일 경우** ······ 🔵 파란불

☐ **기울기가 10° 미만** ······ 🟡 노란불 → 일자목 주의

☐ **기울기가 10° 이상** ······ 🔴 빨간불 → 일자목 심각

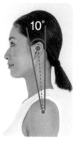

노란불·빨간불에 해당하는 사람은
일자목일 가능성이 있음. 79쪽 체크!

19

차례

1장 자세를 바르게 하면 인생이 달라진다

2장 **기본 자세교정 운동**

3장

목적별 노화 방지
자세교정 운동

4장

자세가
비틀어지지 않는 생활 습관

운동 페이지 읽는 법

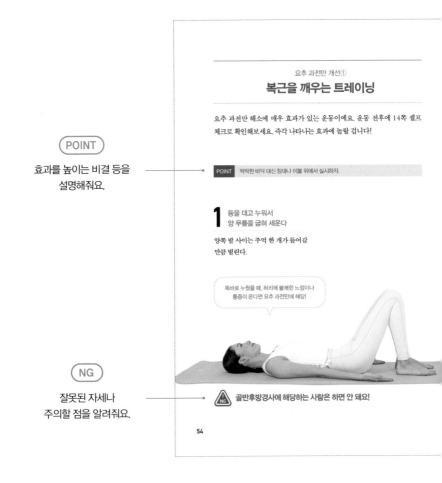

POINT

효과를 높이는 비결 등을
설명해줘요.

NG

잘못된 자세나
주의할 점을 알려줘요.

요추 과전만 개선①
복근을 깨우는 트레이닝

요추 과전만 해소에 매우 효과가 있는 운동이에요. 운동 전후에 14쪽 셀프
체크로 확인해보세요. 즉각 나타나는 효과에 놀랄 겁니다!

POINT 딱딱한 바닥 대신! 침대나 이불 위에서 실시하자.

1 등을 대고 누워서
양 무릎을 굽혀 세운다

양쪽 발 사이는 주먹 한 개가 들어갈
만큼 벌린다.

> 똑바로 누웠을 때, 허리에 불쾌한 느낌이나
> 통증이 온다면 요추 과전만에 해당!

NG 골반후방경사에 해당하는 사람은 하면 안 돼요!

54

주의사항

- 이 책에서 소개하는 스트레칭은 의료 행위가 아닙니다. 특정 증상이나 병을 치료하는 것이 아니
라 스스로 몸을 살펴보기 위한 것이 목적입니다.

- 이 책에서 소개하는 스트레칭에 따른 결과는 개인차가 있습니다. 지병이 있거나 다친 사람, 통원
중이거나 임신 가능성이 있는 사람 등은 주치의와 먼저 상의해주세요.

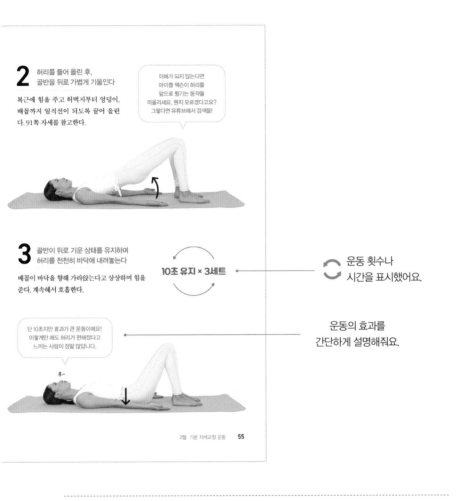

2 허리를 들어 올린 후,
골반을 뒤로 가볍게 기울인다

복근에 힘을 주고 허벅지부터 엉덩이,
배꼽까지 일직선이 되도록 끌어 올린
다. 91쪽 자세를 참고한다.

> 이해가 되지 않는다면
> 마이클 잭슨이 허리를
> 앞으로 튕기는 동작을
> 떠올리세요. 뭔지 모르겠다고요?
> 그렇다면 유튜브에서 검색을!

3 골반이 뒤로 기운 상태를 유지하며
허리를 천천히 바닥에 내려놓는다

배꼽이 바닥을 향해 가라앉는다고 상상하며 힘을
준다. 계속해서 호흡한다.

10초 유지 × 3세트

운동 횟수나
시간을 표시했어요.

> 단 10초지만 효과가 큰 운동이에요!
> 이렇게만 해도 허리가 편해졌다고
> 느끼는 사람이 정말 많답니다.

운동의 효과를
간단하게 설명해줘요.

2장 기본 자세교정 운동 **55**

• 14쪽 셀프 체크에서 '골반전방경사'가 의심되는 사람은 97~103쪽에 실린 '골반후방경사 개선'을
위한 운동을 삼가 주세요. 요통으로 이어질 가능성이 있습니다.
• 14쪽 셀프 체크에서 '골반후방경사'가 의심되는 사람은 52~57쪽에 실린 '골반전방경사 개선'을
위한 운동과 88~96쪽의 '요실금 예방' 운동을 삼가 주세요. 요통으로 이어질 가능성이 있습니다.

1장

자세를
바르게 하면
인생이 달라진다

이론을 알면 운동 효과를 최고로 높일 수 있습니다.
이것이 바로 쇼지식 운동의 기본!
지금부터 차근차근 배우면서 가장 먼저 등을 곧게 펴봅시다.

95%의 사람은 골반이
틀어져 있다!

14~17쪽에서 골반 비대칭을 체크한 결과는 어땠나요? 대부분의 사람은 골반이 틀어져 있습니다. 그러니 너무 걱정하지 않아도 돼요.

골반 비대칭은 크게 '앞뒤 방향의 비대칭', '좌우 방향의 비대칭' 이렇게 두 가지로 나뉩니다. 제가 교정하며 본 결과, 성별과 상관없이 골반이 틀어지지 않은 사람은 전체의 5% 정도, 앞으로 기울어진 사람(요추 과전만)이 90%, 뒤로 기울어진 사람(골반후방경사)이 5% 정도입니다. 여기에 '좌우 방향 비대칭이 섞인 사례'가 많아요. 특히 임신·출산을 한 여성은 골반 주변의 근육이나 인대가 늘어나는 경우가 많고 골반도 틀어지기 쉽습니다.

하지만 대부분이 그렇다고 해서 그대로 방치해서는 안 되겠죠. 골반이 뒤틀리면 온몸의 균형이 무너지기 때문에 건강을 해치는 온갖 증상이 나타나게 됩니다.

요통, 고관절 통증, 무릎 통증, 척추 통증, 목과 어깨 결림, 팔 저림, 두통, 이명, 냉증, 부종, 볼록한 배, 안짱다리, 팔자다리 등도 틀어진 골반으로 인해 나타납니다. '틀어진 골반이 이렇게나 많은 영향을 미친다고?' 하고 의아하게 여길지도 모르겠네요. 우리 몸은 전체가 모두 이어져 있어서 비대칭으로 인한 영향은 온몸에 퍼집니다. 틀어진 골반은 의식적으로 틈틈이 바로잡아야 해요.

골반의 균형을 잡으면 불임 개선이나 순산에도 큰 효과가 있습니다. 골반의 한 부위인 천골과 인대의 틀어짐을 바로잡으면 혈류가 개선되고, 자궁이 원래의 위치로 돌아가면서 기능이 정상적으로 작동하거든요.

제가 운영하는 클리닉에서 틀어진 골반을 제자리로 맞춰준 후, 자연 임신이 된 사례가 여러 건 있습니다. 오스트레일리아인인 F씨는 20대 후반부터 오랫동안 받아온 불임 치료를 40대에 그만두었어요. 그렇지만 제 클리닉에 다닌 지 약 2년 후, 43세에 자연 임신이 되었다며 한껏 기뻐했답니다. 그 외에도 저의 시술이나 운동 지도를 받고 생리통, 월경 전 증후군 등이 사라져 진통제를 안 먹게 된 분도 셀 수 없이 많아요. 역시 골반은 매우 중요합니다!

잠들기 전,
'틀어짐 바로잡기 습관'이 중요!

앞에서 골반이 앞으로 기울어진 사람의 비율은 90% 정도라고 말했습니다. 이를 '요추 과전만'이라고 하는데요, 요추 과전만과 새우등은 대표적인 나쁜 자세입니다. 요추 과전만이란 허리의 S자 커브가 원래보다 심하게 휘어진 상태를 뜻해요.

'척추는 원래 S자로 생겼으니까 S자 커브는 좋은 것 아닌가?'라는 생각이 들 수도 있지만, 무엇이든 지나치면 해롭습니다. 골반이 앞으로 기울면 상반신도 자연스레 앞으로 쏠려요. 이때 몸은 앞으로 기우뚱해지는 것을 피하기 위해 허리를 뒤로 과하게 젖히게 됩니다.

요추 과전만의 원인은 다양해요. ①운동 부족으로 복근이 약해져 골반의 위치를 바르게 유지하지 못해 골반이 앞으로 기울어지는 사람, ②굽 높은 신발을 신어서 몸이 앞으로 기울지 않도록 상반신을 뒤로 젖혀 균형을 잡는 사람, ③새우등 자세를 피하겠다고 너무 의식한 나머지 가슴과 허리를 과하게 젖히는 사람도 있어요. 그 결과 요추 과전만이 더욱 심해져 만성적인 요통, 냉증, 부기, 볼록 튀어나온 배, 허벅지 부종으로 고생하게 됩니다.

다음으로 새우등은 문자 그대로 새우처럼 등이 구부정한 상태를 뜻해요. 등의 S자 커브 중 윗부분의 휘어짐이 과한 상태죠.

오랫동안 구부정한 자세로 컴퓨터 작업을 하거나 몸을 앞으로 숙인 상태에서 휴대폰을 계속해서 보는 일, 스트레스로 인해 근육이 긴장하는 일 등이 대표적인 원인이에요. 그 결과 말린 어깨, 목과 어깨 결림, 두통, 요통, 디스크 등이 발생합니다.

안타깝게도 요추 과전만과 새우등은 서로 영향을 끼치기 쉬워요. 둘 중 한 가지라도 나쁜 자세를 취하면 무너진 균형을 바로잡기 위해 다른 나쁜 자세까지 따라오게 되거든요. 그래서 하루를 마무리하며 운동이나 스트레칭으로 몸을 바로잡는 일이 매우 중요합니다. 잠들기 전에 양치질로 입안을 다시 깨끗하게 유지하듯 자세를 바로잡는 일도 매일 실시해야 한다는 것을 명심하세요!

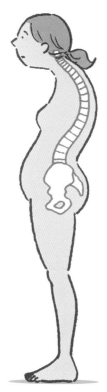

요추 과전만과
새우등이 연결된 자세

결림이나 통증은
몸이 '비뚤어져 있다'는 신호

허리나 어깨가 결려서 마사지를 받거나 퉁퉁 부은 다리를 해소하기 위해 양말을 신는 경우가 있습니다. 이렇게 하면 당장은 효과가 있다고 느끼기도 합니다. 하지만 희한하게도 시간이 조금 지나면 다시 원상태로 돌아와요. 혹시 이런 일을 반복하고 있진 않나요? 대증요법으로는 문제를 근본적으로 해결할 수 없습니다.

결림이나 통증은 전신에서 근육이나 뼈, 내장이 '바른 위치에서 벗어나 있는 상태'라고 보내는 신호예요. 몸이 '원래대로 좌우 대칭을 이루고 싶다'고 요청하는 셈이죠. 요통을 생각하면 쉽게 이해가 될 거예요. 거의 모든 요통은 '오랜 시간 같은 자세로 앉아 있는 일', '무리한 자세를 취하는 일'로 인해 틀어진 골반이 원인입니다.

저도 오랫동안 요통에 시달렸고, 사진과 같이 체형이 정말 안 좋았어요. 요통은 뒤틀린 골반의 균형을 잡고 자세를 고쳐야 비로소 나아집니다. 어깨 결림으로 괴롭다면 새우등과 말린 어깨 자세를 교정해야 합니다. 또 하반신이 통통 붓는 상태에서 벗어나고 싶다면 우선 골반이 틀어지진 않았는지, 무릎이 정면을 향해 있는지 살펴봐야 해요.

앞서 몸은 하나로 연결된 조직이라고 말했습니다. 예를 들어 어깨가 아픈 원인이 틀어진 골반에 있기도 하죠. 이 책에 실린 운동을 하면 언뜻 관계가 없어 보이는 부위의 증상이 해소되기도 합니다.

같은 자세를 계속 취하고 있었다면 한 시간에 한 번이라도 운동과 함께 주기적으로 몸을 원래 상태로 만들어보세요. 또 잠들기 전에는 이 책에 실린 운동법을 실시해 틀어진 몸의 균형을 맞춰보세요. 중요한 이야기라 반복할게요. 신체를 원래 상태로 바로잡겠다고 의식하기만 해도 우리 몸은 평생 균형을 유지할 수 있고, 아픈 증상이나 병과도 멀어집니다!

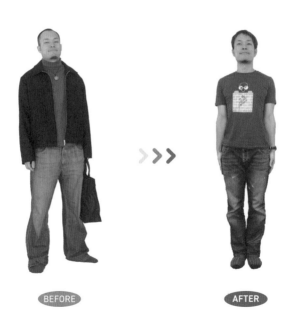

BEFORE

AFTER

88세 할아버지라도
구부정한 자세를 고칠 수 있다!

현대사회에서 없어서는 안 될 기계가 하나 있죠. 바로 스마트폰입니다. 스마트폰은 삶을 편리하게 해주지만, 이 때문에 거의 대부분의 사람이 새우등 자세로 굳어질 위험이 있습니다. 늘 구부정하게 화면을 들여다보니 무리도 아니지요.

새우등 자세를 취하면 등의 휘어짐이 심해지면서 흉곽이 폐를 누릅니다. 심할 경우 상반신이 움츠러들며 키가 줄어들기도 해요. 눈에 보이는 문제뿐만이 아닙니다. 새우등 자세의 가장 큰 문제는 폐가 압박받으면서 호흡이 얕아진다는 점이에요. 폐의 부피가 줄어들면 공기가 몸 안에 충분히 들어오지 못해 산소와 이산화탄소를 교환하는 효율이 낮아져 산소 부족 증상이 생깁니다.

그러면 혈류가 나빠져 대사 기능이 떨어지고, 쉽게 지치며, 내장에도 좋지 않은 영향을 끼치게 됩니다. 뇌에 충분한 산소가 공급되지 못해 뇌 활동이 느려지고 공부나 업무 능력도 떨어져요. 새우등은 귀여운 이름과는 달리 의외로 무서운 증상입니다.

새우등 자세와 관련해 잊지 못할 에피소드가 하나 있는데요. 88세인 오스트레일리아의 남성 T씨를 교정할 때의 일입니다. 교정을 시작하기 전에는 서로 마주 보고 서 있을 때 상대방을 바라보던 저의 시선은 분명히 아래쪽을 향하고 있었어요.

그런데 교정 후 다시 마주 섰을 때 저는 고개를 들고 그분을 바라봐야 했습니다. 왜 그랬을까요? 복근과 기립근 등 평상시 잘 사용하지 않았던 근육은 깨워주고, 너무 과하게 사용해 움츠러들었던 근육은 이완되도록 풀어주었기 때문이에요. 그 결과 T씨의 심각했던 새우등 자세가 곧게 펴지고, 키도 커진 것입니다. 신장이 원래대로 되돌아간 셈이죠!

자세교정에 늦은 나이란 없습니다. 언제 시작해도 자세는 바르게 펴질 수 있습니다. 왠지 에너지가 샘솟지 않나요. 그렇다면 이참에 등을 곧게 펴고 숨을 크게 마셔볼까요?

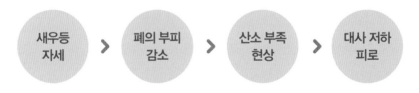

새우등 자세로 인한 몸의 변화

61→51kg,
고교 시절 체중으로 돌아간 아내

믿기 어렵겠지만 자세를 바로잡기만 해도 몸은 날씬해집니다. 근육, 뼈, 내장이 원래의 위치로 돌아가면 기능을 최대한으로 발휘하기 때문이죠. 더욱 자세히 설명해볼게요.

위나 장 등의 소화기가 역할을 충분히 해낸다면 소화 및 흡수가 원활하게 이루어지겠지요. 또 신장이 맡은 역할을 제대로 해내면 체내 독소나 노폐물이 배출되어 몸이 깨끗해집니다. 게다가 근육, 내장, 뇌도 건강하게 제 기능을 다하면 기초대사가 올라가요! 기초대사는 지방 연소와 밀접한 관련이 있으니 당연히 날씬해지겠죠.

제 아내 유미(45세)의 사례를 공유할게요. 유미는 오스트레일리아에서 간호사로 일하고 있습니다. 키는 160cm이며 체중은 가장 많이 나갔을 때가 61kg이었어요. 처음 저와 사귈 무렵, 유미는 업무로 인해 심한 요통과 어깨 결림으로 고통에 시달리고 있었어요. '추간판에 압박이 가해져 디스크가 세 개나 돌출되었다'는 진단을 받기도 했습니다. 직업상 체격이 큰 오스트레일리아 사람을 부축할 일이 많다 보니 그럴 만도 했지요. 매일 허리 보호대를 착용하고 통증을 견디며 출근해야 했습니다.

유미는 저의 교정을 주기적으로 받으며 운동 및 스트레칭으로 틀어진 곳을 바로잡기 시작했어요. 그러자 10년에 걸쳐 서서히 살이 빠졌어요. 지금은 한 아이의 엄마가 되었는데도 고등학생 때 체중인 51kg을 유지 중입니다. 처진 뱃살도 전혀 없고, 본인이 원하는 이상적인 몸매를 잘 가꾸고 있지요.

자세교정만으로 어깨 결림, 요통이 말끔하게 해소되었습니다. 체중도 정상 범위로 되돌아갔고요. 식이요법도 하지 않고 특별한 운동도 하지 않았는데 말이죠.

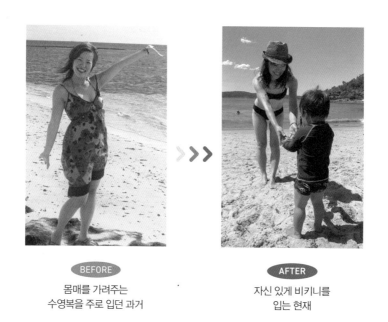

BEFORE
몸매를 가려주는
수영복을 주로 입던 과거

AFTER
자신 있게 비키니를
입는 현재

건강한 몸은
운을 불러들인다

아름다운 자세를 갖추고 나서 본인이 원하는 인생을 살게 된 K씨의
에피소드를 소개합니다.

당시 30대 초반이었던 K씨는 어깨 결림과 요통, 심한 좌골신경통
(엉덩이에서 다리 뒤쪽에 걸쳐 통증과 저림, 마비 등의 증상이 나타난 상태)
을 호소하며 저의 클리닉에 왔습니다. 치료를 받기 위해 여러 병원에
다녔지만 잘 낫지 않았다고 했어요. 통증이 점점 더 심해졌지만, 레스
토랑에서 종업원으로 일하고 있었기 때문에 어쩔 수 없이 힐을 신어야
했어요. K씨는 새우등에 요추 과전만 자세로 꽤 힘들어 보였습니다.

심했던 통증은 첫 번째 교정만으로도 크게 줄어들었습니다. 두 번
째, 세 번째 교정 치료를 받자 통증은 완전히 사라졌어요. 그 이후에는
한 달에 몇 차례만 자세교정을 위해 클리닉에 다녔습니다.

시술을 한 지 5개월에 접어들 무렵 남자 친구에게 그토록 원했던
청혼도 받았다고 합니다. K씨에게 자세히 이야기를 들어보니 그동안

은 미지근한 관계가 계속 이어졌다고 해요.

'아니, 청혼이 자세랑 무슨 상관이야? 그저 우연이겠지. 자세를 바로잡는다고 결혼을 한다는 게 말이 돼?'

이 이야기를 듣고 분명 이렇게 생각하는 사람도 있을 거예요. 하지만 넓은 관점에서 건강한 몸은 인생을 좋은 방향으로 이끌어줍니다. 특히 통증이 사라지면 삶의 질이 급격히 올라가죠.

좌골신경통으로 생긴 고통은 K씨의 일상에서 다양하게 영향을 끼쳤을 거예요. '부엌에 서서 요리하는 일조차 힘들다', '아파서 청소하기가 귀찮다', '신경을 건드리는 통증을 늘 달고 사느라 다른 사람에게 친절하기가 어렵다'라는 식으로 말이죠.

그러나 통증이 사라지고 몸이 건강해지면, 이러한 문제는 단번에 해결할 수 있습니다. K씨는 원래 쾌활하고 상냥한 성격이었다고 해요. 통증 없이 생활이 한결 편해지면서 가까운 사람과의 관계도 훨씬 더 좋아지지 않았을까요? 그래서 저는 이 타이밍에 K씨가 청혼을 받은 일은 결코 우연이 아니라고 생각합니다.

여러분도 자세를 바로잡아 인생을 좋은 방향으로 바꿔보세요.

원인불명의 두통은
일자목으로 인한 증상일지도

스마트폰을 보느라 고개를 숙이고 목만 앞으로 내민 상태를 오래 유지하면 '일자목'이 됩니다. 이런 자세에서는 목 뒤쪽 근육이 계속 늘어나고, 목 앞쪽 근육은 움츠러들어요.

그 결과 목뼈에 적절한 커브가 사라지고 일직선이 되는 상태를 일자목이라고 해요. 일자목이 되면 목에 주름이 생기거나 얼굴이 처지는 등 외모 면에서도 눈에 띄는 변화가 생깁니다. 또 목과 어깨 결림, 말린 어깨, 두통, 눈의 피로, 허리 통증이나 디스크 등 다양한 통증 문제를 일으키기도 하죠.

더욱 우려되는 점은 이러한 증상의 원인이 일자목과 관련이 있다는 사실을 깨닫기 어렵다는 것입니다. '원인불명의 두통이 가라앉지 않아서 진정제 없이는 못 산다!'라고 말하는 사람 가운데 실제로는 일자목 때문에 두통이 생기는 경우도 흔합니다. 이러한 상태에 이르면 일상생활에 지장이 생기고, 쓸데없는 병원비 지출도 불어나게 되죠. 다시 한번 강조하지만, 스마트폰 자체가 나쁘다는 뜻은 아니에요. 오랫동안 계속 같은 자세를 취하는 것이 좋지 않다는 말입니다.

컴퓨터도 마찬가지예요. 쉬지 않고 몇 시간이고 앉은 채 작업을 이어가는 일은 바람직하지 않아요. '양팔을 쭉 내민 상태에서 몸도 앞으로 기운 구부정한 자세'가 근육에 새겨지면 업무가 끝난 후에도 견갑골이 열려 있는 나쁜 자세를 계속 유지하게 됩니다. 이를 원래 상태로 바로잡지 않은 채 잠들면, 몸은 나쁜 자세를 그대로 기억합니다.

스마트폰을 보는 시간을 줄이기란 현실적으로 쉽지 않지요. 대신 하루에 여러 번, 그리고 앞서 말한 것처럼 잠들기 전에는 반드시 자세를 원래대로 바로잡아야 합니다.

낮에 반복해서 취한 자세와 반대되는 움직임을 만들어보세요. 의식적으로 스트레칭을 꾸준히 해준다면 더할 나위 없이 바람직합니다.

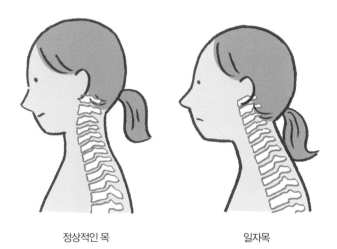

정상적인 목   일자목

팔을 앞으로 쭉 뻗은 채
등을 마는 자세는 하면 할수록
어깨 결림이 악화되고
몸이 더 틀어진다.

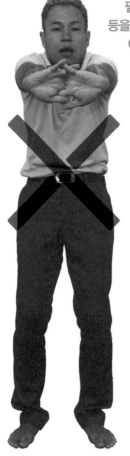

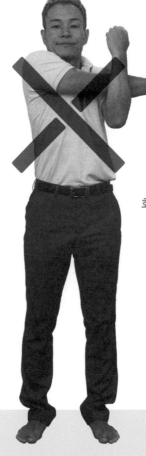

팔을 안으로
회전한 상태에서
쭉 뻗으면
불에 기름을
붓는 격!

42

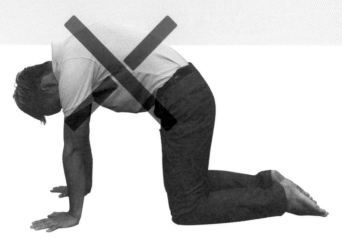

등을 둥글게 말면서 늘이는
고양이 자세는 통증을 더욱
심해지게 만든다.

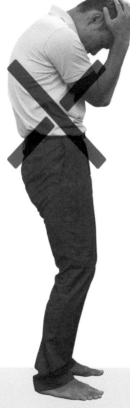

목을 아래로
구부리는 스트레칭은
일자목 증상을
더 악화시킨다!

1분 자세 교실 Q&A

Q1 운동은 아침과 밤,
언제 하는 편이 효과적일까요?

A 하루 중 몇 번이든 자주 하는 편이
가장 좋아요. 그렇지만 아침과 밤 중
하나만 선택해야 한다면 당연히 '밤'
이 낫습니다! 틀어진 몸을 원래대로
풀어준 상태에서 잠들면 체력이 최
대치로 회복되거든요.

Q2 스트레칭은 길게 하면 할수록
효과적인가요?

A 너무 오랜 시간 동안 근육을 늘어난
상태로 두는 것은 그다지 바람직하
지 않습니다. 최신 운동생리학 실험
자료를 보면 '30초 동안 스트레칭해
야 근육이 가장 효율적으로 부드럽
게 늘어난다'는 결과가 있어요.

Q3 침대 위에서 스트레칭을 하다가
그대로 잠들어도 괜찮을까요?

A 별로 추천하지 않습니다. '스트레칭
자세'는 짧은 시간 동안 자세를 만들
어주면 상쾌하지만, 실제로는 몸의
어딘가가 늘어나거나 비틀어진 상
태예요. 그대로 잠들면 틀어짐이 정
착됩니다. 140쪽에서 소개한 '바르
게 자는 법'을 참고하세요.

Q4 식후에 곧바로
운동을 해도 될까요?

A 우리 몸은 식사한 후에는 반드시 소
화·흡수라는 중요한 과정을 거쳐야
합니다. 따라서 운동은 식후 30분이
지난 다음에 하는 편이 좋아요. 몸을
가볍게 늘이는 스트레칭 정도라면
식사 후에도 상관없겠지요.

Q5 강한 자극이 오는 스트레칭을 한 번 하는 것과 가벼운 스트레칭을 여러 번 하는 것 중 어느 쪽이 효과가 더 좋을까요?

A 스트레칭은 한마디로 '강도'보다 '빈도'예요. 가벼운 스트레칭이라도 하루에 여러 번 실시하면 효과가 있어요. 한 시간 동안 책상에 앉아 업무를 했다면 5분 동안 스트레칭을 하는 편이 이상적이에요. 한 시간에 한 번, 양팔을 올리기만 해도 괜찮아요.

Q6 몸이 뻣뻣해서 스트레칭을 하면 아파요. 그래도 꾹 참아가며 책에 나온 자세를 거의 똑같이 따라 해야 할까요?

A 무리하거나 참는 일은 역효과를 불러일으킵니다. '아프면서도 시원한 정도'까지만 하면 된다는 점을 명심하세요. 반동을 사용해 몸을 한 번에 비틀거나 극단적으로 크게 움직여서도 절대 안 됩니다. '통증 없음'을 0, '너무 아픔'을 10으로 둔다면 '6~7' 레벨에서 실시해보세요.

Q7 다쳤는데 운동을 해도 괜찮나요?

A 몸을 움직이고 싶다면 해도 됩니다. 되도록이면 다친 부위와 직접 연결되지 않은 부위를 움직이는 운동을 해보세요. '요추 과전만 개선에 좋은 운동을 계속했더니 삐끗한 게 빨리 나았다', '새우등 자세를 교정하는 운동을 했더니 무릎 통증이 완화되었다' 같은 사례가 많습니다.

Q8 매일 따라 하면 책에 나온 대로 할 수 있을까요?

A 사람의 몸은 매일 변해요. 어떤 운동이라도 조금씩 강도를 높이면 언젠가는 할 수 있습니다. 다만 몸의 유연성이나 몸이 달라지는 속도에는 개인차가 있어요. 어제보다 아주 조금이라도 늘어난다면 충분히 잘하고 있는 거예요!

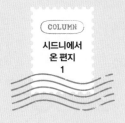

감기에 걸리면 해변을 걷자!?

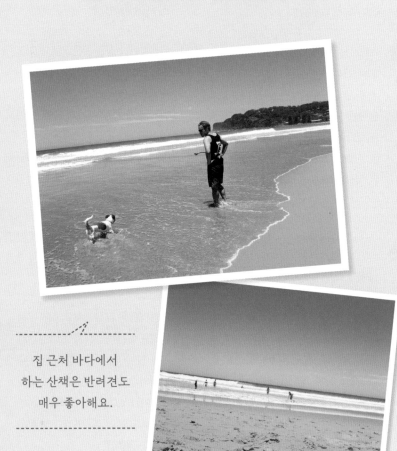

집 근처 바다에서
하는 산책은 반려견도
매우 좋아해요.

'감기에 걸렸나?' 싶을 때, 여러분은 어떻게 대처하나요? 병원에 가나요? 아니면 약부터 먹나요?

저는 오스트레일리아인 친구에게 "감기에 걸리면 바다에 가야지."라는 말을 듣고 깜짝 놀랐습니다. 겨울이라서 수영을 하진 않았지만 친구는 저에게 모래사장을 걸어보라고 했어요. 이른바 어싱(Earthing, 맨발로 땅을 직접 밟는 일)을 추천해주었지요. 자연과 접촉하면 자연 치유력도 올라간다는 사고방식이 이 땅에는 뿌리 깊게 존재합니다.

이와 같은 '해양 요법(타라소 테라피)'을 의사의 지도에 따라 실시하는 나라는 오스트레일리아 외에도 더 있습니다. 해수는 염분 농도가 약 3.5%로 진해요. 그래서 바다에 들어가면 근육의 긴장이 풀리고 혈액순환이 원활해지며 부종이 해소되는 효과도 기대할 수 있어요.

바다에 들어가지 않더라도 바닷바람에는 염분 외에 칼슘이나 마그네슘 등 미네랄 성분이 풍부합니다. 미네랄 성분을 함유한 촉촉한 공기는 코와 목, 호흡기가 제 역할을 다하도록 도와줍니다. 즉, 가벼운 감기라면 바다에 가는 게 논리적으로 틀린 이야기가 아닙니다. 지금 사는 곳에서 시도해보고 싶다면 되도록 깨끗한 바다에 가보세요.

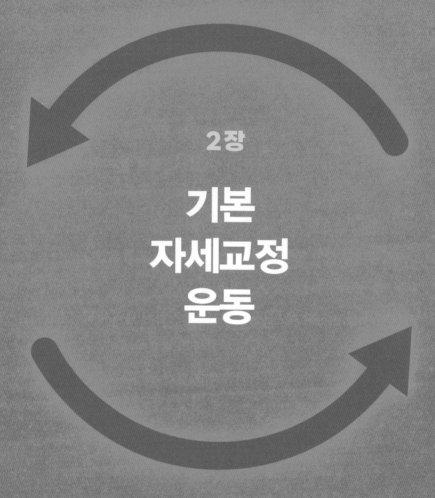

2장

기본
자세교정
운동

전부 실시해도 단 2분 9초!
요추 과전만과 새우등을 없애는 간단하고 효과가 큰 운동이에요.

우선 틀어진 토대를 바로잡자!

　쇼지식 자세교정 방식에서 주목할 포인트는 오직 두 가지예요. 상반신의 '견갑골'과 하반신의 '골반'입니다!

　그중에서도 골반이 있는 '허리(腰)'는 매우 소중한 부위예요. '중요한 부분'을 뜻하는 '要(요긴할 요)'라는 글자에 '몸이나 장기'를 가리키는 '月(육달월)'이 조합되었다는 점에서도 얼마나 소중한지 엿볼 수 있지요. 허리는 상반신의 무게를 지지할 뿐 아니라 팔다리 움직임의 토대가 되어 앉기, 서기, 걷기와 같은 모든 동작에 깊게 관여해요.

　다음으로 견갑골을 살펴봅시다. 견갑골의 움직임이 좋아져 새우등이 펴지면 말린 어깨, 목과 어깨 결림, 얕은 호흡과도 멀어질 수 있어요. 온몸의 근육이 활성화되도록 깊은 호흡으로 신선한 산소를 몸 구석구석에 전달하는 일은 꼭 필요합니다.

　두 가지 포인트 '골반'과 '견갑골'을 마음속에 새기며 운동을 시작해볼까요!

기본 운동 네 가지 POINT

1. '왜' 하는지 이유를 알고 실시한다

쇼지식 운동에서는 왜 그 운동을 하는지, 운동이 몸에 어떤 영향을 미치는지, 대략적으로라도 먼저 이해하는 것이 매우 중요합니다. '왜?'를 신경 쓰면 운동 효과가 높아져요.

2. 운동 전후를 체크한다

운동 전후로 14쪽 셀프 체크를 실시해보세요. 몸의 변화가 눈에 띄게 나타나면 즐거운 마음으로 꾸준히 할 수 있게 됩니다.

3. 호흡을 멈추지 않는다

가능한 한 온몸에 힘을 빼고 호흡을 이어가면서 몸을 움직여보세요. 운동을 올바르게 해도 호흡을 멈추면 효과는 반감됩니다. 모처럼 운동을 했는데 효과가 줄어들면 아깝잖아요.

4. 14쪽 셀프 체크 결과에 맞춰 운동을 실시한다

'골반후방경사'에 해당하는 사람은 '요추 과전만(골반전방경사)' 자세를 개선하기 위한 운동을 해서는 안 됩니다! 요통이 악화될 우려가 있어요.

요추 과전만(골반전방경사) 개선

앞서 말했듯이 여성은 골반이 틀어지기 쉽습니다. 여성에게서 많이 보이는 자세는 골반이 앞으로 기운 '요추 과전만'이에요. 그 이유는 대체로 복근이 약하기 때문입니다. 골반(A지점)을 기준으로 몸 앞부분을 위아래로 나눠서 살펴볼까요.

골반보다 위쪽을 B부분(복근), 아래쪽을 C부분(대퇴사두근 또는 넙다리네갈래근)이라고 합시다. 복근을 일부러라도 사용할 일이 적은 사람은 B부분이 약합니다. 반대로 C부분의 대퇴사두근은 일상적으로 혹사시키기 쉬운 만큼 딱딱하게 수축되어 있지요.

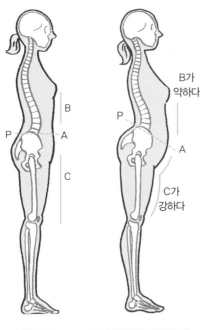

바른 자세   요추 과전만(골반전방경사)

B와 C부분이 서로 줄다리기를 한다고 생각해보세요. B부분이 약하고 C부분이 강하니까 A지점이 아래쪽으로 끌려가겠지요(엉덩이 위쪽의 P지점과 연결된 선을 보세요). 그 결과 골반이 앞으로 쏠리고, 허리는 과하게 젖혀진 상태가 됩니다. 즉, 근육의 불균형으로 인해 골반이 틀어지는 셈이지요.

◉ 해결 방법

골반은 쉽게 틀어지지만, 스스로 바로잡기가 그리 어렵지는 않아요. '과하게 늘어난 근육'은 짧게, '심하게 움츠러든 근육'은 길게 만들면 됩니다. 이렇게 하면 A지점은 정상적인 위치로 돌아가며 올바른 자세를 잡게 돼요.

그래서 여기서는 '복근을 단련하는 근육 트레이닝'과 '대퇴사두근을 늘이는 스트레칭' 두 가지를 소개할 거예요. 너무 약해진 B부분을 단련하고, 항상 너무 열심히 움직이는 C부분을 부드럽게 만들어 늘여봅시다. C부분에 가까워진 A지점이 원래 있어야 할 위치로 돌아가도록 말이죠.

요추 과전만 개선①

복근을 깨우는 트레이닝

요추 과전만 해소에 매우 효과가 있는 운동이에요. 운동 전후에 14쪽 셀프 체크로 확인해보세요. 즉각 나타나는 효과에 놀랄 겁니다!

POINT 딱딱한 바닥 대신 침대나 이불 위에서 실시하자.

1 등을 대고 누워서 양 무릎을 굽혀 세운다

양쪽 발 사이는 주먹 한 개가 들어갈
만큼 벌린다.

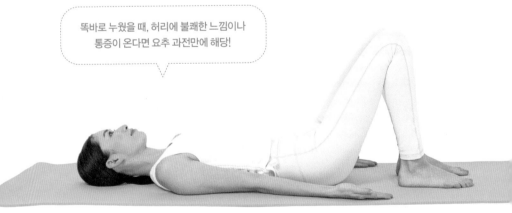

> 똑바로 누웠을 때, 허리에 불쾌한 느낌이나
> 통증이 온다면 요추 과전만에 해당!

 골반후방경사에 해당하는 사람은 하면 안 돼요!

2 허리를 들어 올린 후, 골반을 뒤로 가볍게 기울인다

복근에 힘을 주고 허벅지부터 엉덩이, 배꼽까지 일직선이 되도록 끌어 올린다. 91쪽 자세를 참고한다.

> 이해가 되지 않는다면 마이클 잭슨이 허리를 앞으로 튕기는 동작을 떠올리세요. 뭔지 모르겠다고요? 그렇다면 유튜브에서 검색을!

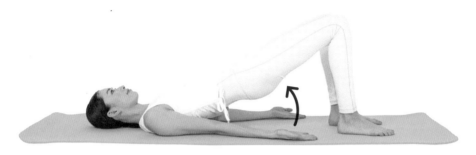

3 골반이 뒤로 기운 상태를 유지하며 허리를 천천히 바닥에 내려놓는다

배꼽이 바닥을 향해 가라앉는다고 상상하며 힘을 준다. 계속해서 호흡한다.

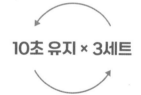

10초 유지 × 3세트

> 단 10초지만 효과가 큰 운동이에요! 이렇게만 해도 허리가 편해졌다고 느끼는 사람이 정말 많답니다.

후~

요통 개선 스트레칭

허벅지를 시원하게 늘이는 동작이에요. 하루 종일 긴장한 대퇴사두근을 부드럽게 해줍니다. 매일 밤 습관처럼 스트레칭해주세요.

POINT 딱딱한 바닥 대신 침대나 이불 위에서 실시하자.

1 다리를 쭉 펴고 앉아 왼쪽 다리만 뒤로 접는다

왼쪽 다리의 발뒤꿈치를 허벅지 옆에 붙이고 발목은 쭉 편다. 오른쪽 다리의 발목은 자연스럽게 둔다. 양손은 엉덩이에서 한 뼘 정도 떨어진 바닥을 짚는다.

발목이 뻣뻣하면 요통이 생겨요! 다리가 완전히 접히지 않더라도 발목을 쭉 펼 수 있게 천천히 시도해보세요.

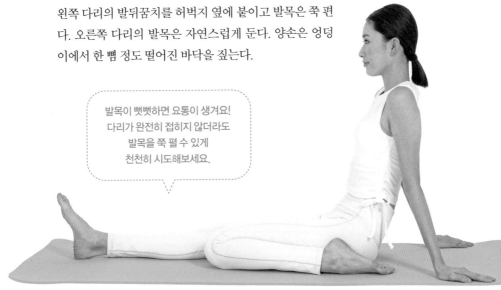

 골반후방경사에 해당하는 사람은 하면 안 돼요!

2 상반신을 천천히 뒤로 넘긴다

골반을 뒤로 기울인 상태에서 배에 힘을 주고 안쪽으로 끌어당긴다. 팔꿈치를 바닥에 대도 좋다. 30초 동안 자세를 유지한 후, 1번 자세로 돌아와 양다리를 쭉 펴고 좌우로 흔든다. 반대편도 똑같이 실시한다.

30초 유지

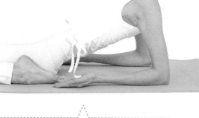

입으로 가늘고 길게 숨을 내쉬어보세요.

OK

목이 아프다면 머리를 뒤로 젖혀 하늘을 바라봐도 돼요.

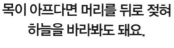

몸을 뒤로 젖힐 때 접은 다리의 무릎이 뜨지 않게 주의하세요.

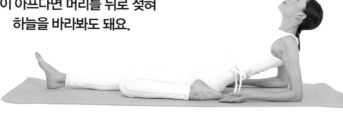

골반 좌우 비대칭 개선

❌ 틀어진 이유

골반은 앞뒤뿐만 아니라 좌우로도 틀어지기 쉬운 모양을 갖고 있습니다. 골반이 틀어진 사람 가운데는 '평소에 격렬하게 움직이지도 않고 거의 앉아 있기만 하는데 왜 골반이 틀어지는 걸까'라고 신기하게 생각하는 사람도 있겠죠.

그 이유는 근육이 마치 전신 슈트처럼 전부 연결되어 있으며, 어느 각도에서든 서로 당기고 있기 때문입니다. 따라서 억지로 골반을 비트는 자세를 취하지 않더라도 일상생활 습관으로 인해 몸의 어느 부위가 한 곳이라도 틀어지면 골반에도 영향을 끼쳐요.

대칭을 이루지 못한 골반은 몸의 또 다른 부위를 틀어지게 합니다. 한 가지 나쁜 자세가 온몸의 균형을 무너뜨리는 악순환을 가져오는 것이죠. 무엇보다 같은 자세를 계속해서 취하는 것이 골반 균형에 가장 치명적이라는 사실을 명심하세요.

지금부터는 골반의 좌우 비대칭을 바로잡기 위한 간단한 운동을 안내할게요.

운동이라고 말하기도 멋쩍을 만큼 매우 쉬우며 다 마치는 데 10초도 걸리지 않아요! 오늘 밤부터 바로 실천해보세요.

16쪽의 셀프 체크에서 확인해보았듯이 대부분의 사람은 다리 한쪽은 짧고 다른 한쪽은 깁니다. '짧아진 다리'를 늘이는 동작을 해주면 골반이 움직이면서 좌우 비대칭이 해소될 수 있어요. 똑바로 누웠을 때 두 다리의 길이가 딱 맞는다면 좌우 비대칭이 어느 정도는 해결됐다는 의미입니다.

가만히 누워서 할 수 있는 부담 없는 운동이므로 오늘부터 잠들기전 10초씩만 투자해 매일 습관으로 만들어보세요. 하루 동안 생활하며 틀어진 골반은 반드시 바로잡은 후에 잠들어야 한다는 점, 잊지 마세요.

골반 좌우 비대칭 개선

3·3·3 운동

오른쪽 혹은 왼쪽으로 올라간 골반을 끌어 내려 좌우 균형을 맞출 거예요.
3cm 내밀고, 3초간, 3세트 실시해서 3·3·3 운동이에요!

 POINT 16쪽 셀프 체크 후, 슬개골에 닿은 엄지가 자신의 몸통과 더 가까운 짧은 쪽의 다리만 실시한다.

운동 후에 다시 한번
셀프 체크 해보세요.
좌우 차이가 줄어들었는지
상태를 확인할 수 있어요!

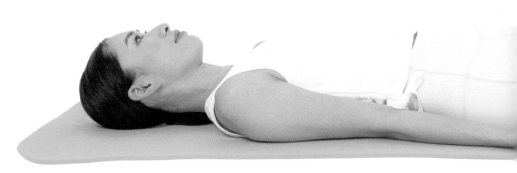

1 등을 대고 누워서, 짧은 쪽 다리의 발뒤꿈치를 3cm 앞으로 내민다

짧은 쪽 다리의 발뒤꿈치를 '3cm 정도 앞으로 밀어낸다'라고 생각하면서 시원하게 쭉 늘인다.

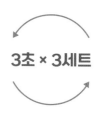

3초 × 3세트

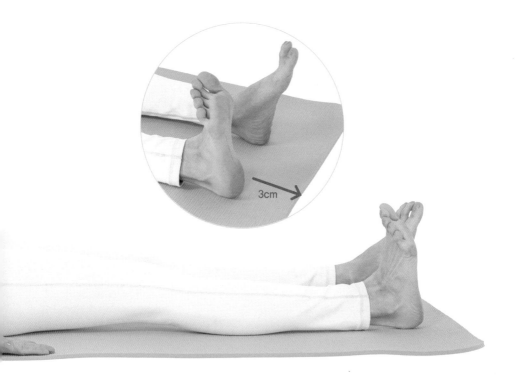

3cm

새우등 개선

❌ 등이 굽는 이유

새우등 자세는 요추 과전만과 비슷한 원리로 발생합니다. 몸을 옆에서 바라봤을 때 어깨를 중심(A지점)으로 B부분(신체 앞면 근육인 '대흉근', '소흉근', '삼각근')과 C부분(신체 뒷면 근육인 '능형근', '중부 승모근', '상완삼두근')이 마치 줄다리기를 하듯 당기고 있습니다. B부분이 강해서 A지점이 앞으로 쏠리는 상태가 '새우등 자세'예요.

일상생활에서는 B부분을 사용하는 동작이 압도적으로 많습니다. 스마트폰 및 컴퓨터 사용, 사무 업무, 집안일 등으로 팔과 어깨가 안쪽으로 말려 견갑골이 크게 벌어진 채로 지내는 사람이 많아요.

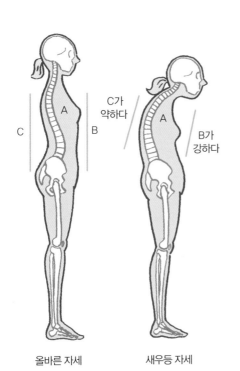

올바른 자세   새우등 자세

◉ 해결 방법

저도 오랫동안 새우등 자세로 굳어져서 고생했어요. 뼈에서 우두둑 소리가 날 정도로 강한 강도의 체형교정을 받아보기도 했고, 자세교정 테라피스트가 된 후에도 새우등을 펴는 방법을 찾기 위해 연구를 거듭했습니다. 오랜 시간, 여러 시행착오를 거친 끝에 마침내 누구나 쉽게 새우등을 개선할 수 있는 방법을 터득하게 되었답니다. 간단하고, 안전하면서도 즉시 효과를 볼 수 있는 이 방법을 지금부터 안내할 게요.

B부분을 부드럽게 풀어주는 동시에 C부분을 단련하는 운동이에요. 안쪽으로 말려 있는 팔을 손바닥부터 바깥 방향으로 비틀어봅시다. 일상생활에서 틈틈이 할 수 있는 동작이어서 더욱 만족스러울 거예요.

단 30초로 큰 효과를 누릴 수 있습니다. 목이나 어깨 결림으로 고생 중인 분들도 꼭 시도해보세요.

팔 비틀기 스트레칭

양팔을 시원하게 비틀어서 어깨관절을 원래 있던 뒤쪽으로 보내면 새우등이
해소됩니다.

POINT 앉아서 해도 되지만 서서 실시하면 더욱 효과가 좋다.

1 똑바로 서서
양손을 가볍게 벌린다

양발을 어깨너비로 벌리고 서서
어깨 힘을 빼고 편안한 상태를 취
한다. 고개를 조금만 들어 30° 정
도 위쪽을 바라본다.

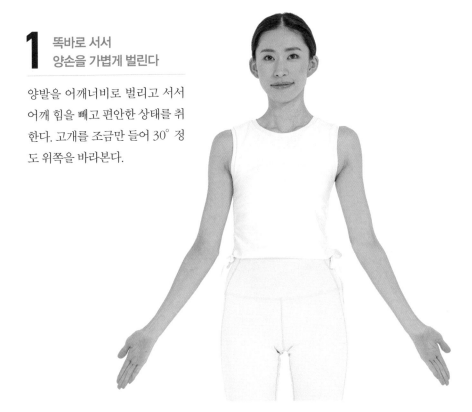

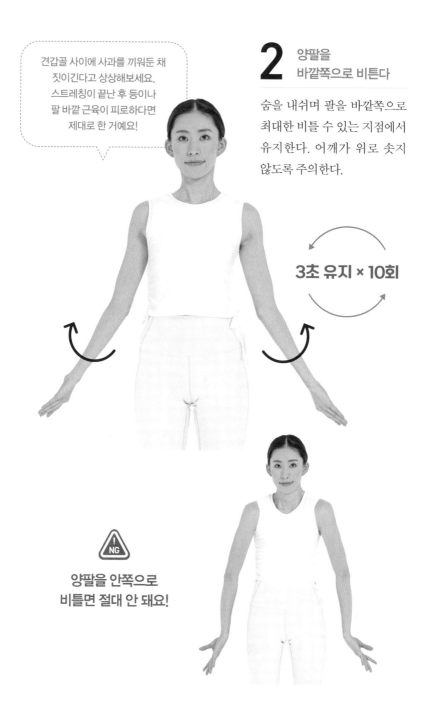

견갑골 사이에 사과를 끼워둔 채
짓이긴다고 상상해보세요.
스트레칭이 끝난 후 등이나
팔 바깥 근육이 피로하다면
제대로 한 거예요!

2 양팔을 바깥쪽으로 비튼다

숨을 내쉬며 팔을 바깥쪽으로
최대한 비틀 수 있는 지점에서
유지한다. 어깨가 위로 솟지
않도록 주의한다.

3초 유지 × 10회

양팔을 안쪽으로
비틀면 절대 안 돼요!

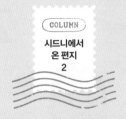
유기농 식품을 먹기 시작했어요

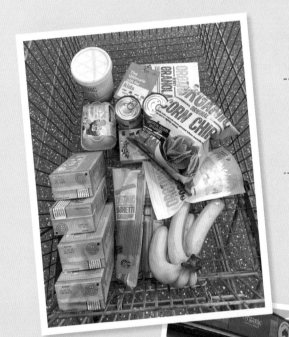

장바구니에
유기농 식품만
가득 담았어요!

오스트레일리아 마트
에는 유기농 식품이
잘 갖춰져 있어요.

오스트레일리아에서는 30여 년 전부터 '안전한 식품'의 중요성을 강조해왔어요. 그래서 지금은 '유기농 선진국'이라고 불릴 정도가 되었죠. 이처럼 건강한 식품에 관심을 갖게 된 데에는 오스트레일리아의 자연도 한몫했어요. 해충이 별로 없어 농약이나 화학비료를 거의 사용하지 않고 농사를 지을 수 있어서 유기농 식품이 널리 퍼질 수 있었거든요. 지금 오스트레일리아의 마트에는 신선식품부터 가공식품, 반찬까지 다양한 유기농 식품이 가득하답니다.

제 아들은 2019년에 태어났습니다. 아이가 태어나고 나니 정말 몸에 좋은 것만 먹이고 싶더라고요. 그래서 아이가 먹는 음식을 점차 유기농으로 바꾸기 시작했고 지금은 거의 100% 유기농으로 먹고 있어요. 덕분에 아이뿐만 아니라 저 또한 건강한 심신을 유지하게 되었고, '피부에서 윤기가 난다'는 말도 자주 듣고 있습니다.

이제는 어느 나라에서든 유기농 식품을 취급하는 가게가 점점 늘어나고 있어요. 다만 일반 제품과의 가격 차이로 마음 놓고 구매하기는 어려울 거예요. 그러니 처음에는 매일 사용하는 소금, 간장, 된장 등 조미료부터 유기농으로 바꿔보세요. 살 때는 비싸게 느껴져도 워낙 오래 쓰다 보니 부담이 훨씬 덜하답니다.

3장

목적별
노화 방지
자세교정 운동

다이어트, 얼굴 처짐, 일자목, 요실금 등으로 고민하는 분들이 있죠.
이러한 분들에게 즉시 효과가 나타날 만한 운동을 안내합니다.

문제가 되는 증상에
집중적으로 접근하기

안 좋은 자세로 인해 생기는 몸의 증상은 사람마다 다르게 나타납니다. 연령, 직업, 그리고 주로 쓰는 신체 부위가 제각각이니 어찌 보면 당연한 얘기겠지요. 물론 문제가 되는 증상을 몇 가지로 간추릴 수는 있어요.

이번 장에서는 잘못된 자세를 계속했을 때 '몸에 나타나는 대표적인 7대 증상'을 짚어보고, 각 증상에 맞는 운동을 안내합니다. 살펴볼 증상은 비만, 얼굴 처짐, 일자목, 어깨 결림, 목 결림, 요실금, 움츠러든 키예요. 또 14쪽의 셀프 체크 결과, '골반후방경사'에 해당하는 사람을 위한 운동도 안내합니다.

간단하면서도 무리하지 않는 선에서 적당히 몸을 늘이고 단련하는 수준의 상쾌한 운동만 모았어요. 지금 여러분에게 필요한 운동 위주로 조합해 하나의 흐름이 되게끔 이어나가면 어느새 건강한 체형으로 돌아오는 운동법이 완성됩니다.

목적별 운동 세 가지 POINT

1. 14쪽 셀프 체크에 맞춰 운동을 실시한다

'골반전방경사'에 해당한다면 '골반후방경사'를 위한 운동은 삼가
야 합니다! 요통이 악화될 우려가 있어요. 또한 '골반후방경사'에 해
당하는 사람은 '요실금 방지'를 위한 운동을 해서는 안 됩니다. 자신
의 증상을 잘 파악하고 필요한 운동만 따라 해보세요.

2. 스트레칭하면서 호흡을 멈추지 않는다

'기본 운동'의 POINT에서도 말했지만, 상당히 중요한 사항이니 한
번 더 강조할게요. 운동 중 호흡을 챙기지 못하는 사람이 매우 많습
니다! 스트레칭할 때는 숨을 참지 말고, 편안하게 호흡하는 상태에
서 실시해보세요.

3. 하루에 한 번씩 몸을 바로잡는 습관을 들인다

하루에 단 1분만이라도 좋습니다! 자신에게 필요한 운동을 매일 지
속해보세요. 날마다 꾸준히 하다 보면 몸을 바로잡는 일도 양치질
처럼 습관화됩니다.

견갑골 조이기 다이어트

❌ 벌어진 이유 ◎ 해결 방법

앞서 프롤로그에서 지방을 태우는 '갈색지방'에 대해 이야기했죠? 이로써 날개 뼈라고도 불리는 견갑골을 움직이면 날씬해진다는 사실이 널리 알려지게 되었습니다. 견갑골 주변에는 '갈색지방 세포'가 밀집해 있기 때문인데요, 견갑골을 움직여 갈색지방 세포를 활성화해주기만 해도 쉽게 날씬해질 수 있습니다.

하지만 많은 사람이 착각하는 사실이 있습니다. 견갑골은 몸의 앞쪽으로 벌리는 게 아니라 안으로 모아서 조여야 해요!

비만인 사람은 견갑골이 좌우로 벌어져 있고, 그 주변 근육 역시 뭉쳐 있어요. 벌어진 견갑골을 바깥쪽으로 더 벌리는 행위는 아무 의미가 없습니다. 안쪽으로 모아서 조여주세요. 견갑골 안쪽 선이 확실하게 보이는 '천사의 날개' 모양을 만들어야 합니다.

여기서는 세 가지 운동을 안내할 거예요. 이 스트레칭으로 새우등 자세 개선, 바스트 업 등 만족스러운 효과를 보게 됩니다.

견갑골 조이기 다이어트①

팔 비틀기 스트레칭

'새우등 개선'을 위한 자세 편에서도 소개했던 스트레칭이에요. 견갑골을 모으기에 아주 적합한 동작입니다.

3초 유지 × 10회

자세한 움직임은
64쪽 체크!

1

똑바로 서서 양손을
가볍게 벌린다

2

양팔을
바깥쪽으로 비튼다

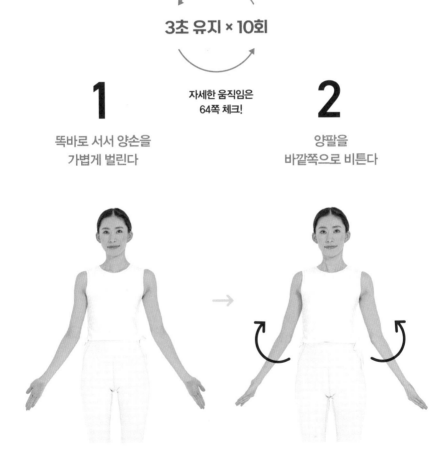

바스트 업 운동

견갑골 주위의 근육을 올바르게 움직여 가슴 위치를 끌어 올립니다.

1 양팔을 굽혀 손바닥을 위로 향하게 하고 양 팔꿈치는 최대한 뒤로 당긴다

양발을 어깨너비로 벌리고 서서 어깨에 힘을 빼고 편안한 상태를 취한다. 얼굴을 들고 시선이 다소 위를 향하도록 둔다.

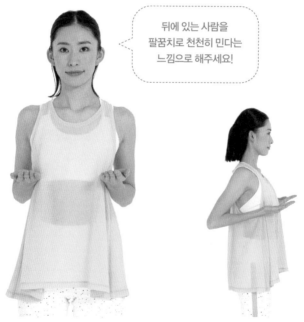

> 뒤에 있는 사람을 팔꿈치로 천천히 민다는 느낌으로 해주세요!

 머리와 시선은 아래로 향하지 않아요.
위에서 정수리를 당기는 것처럼 목을 꼿꼿하게 세워주세요.

2 바깥을 향해 양팔을 천천히 벌린다

겨드랑이를 붙인 상태에서 양팔을 벌린다. 견갑골을 힘껏 모아준다.

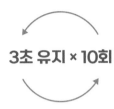

3초 유지 × 10회

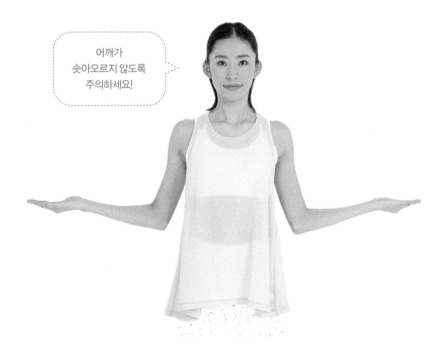

어깨가 솟아오르지 않도록 주의하세요!

쇄골 라인 스트레칭

자세를 앞으로 기울이면 쇄골 근육이 움츠러듭니다. 이 근육을 늘이면 견갑골을 안으로 조이기 쉬워져요!

1 발을 골반 너비만큼 벌리고, 벽을 향해 선다

발끝과 무릎이 벽 쪽으로 똑바로 향하고 있는지 확인하자.

> 발끝이 벽에
> 닿을 정도로
> 가까워도 괜찮아요.

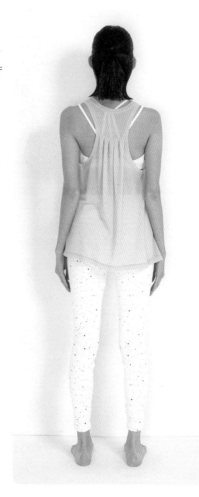

2 왼팔을 사선 방향으로 올린 상태로 벽에 붙인다

손바닥을 위로 향하게 하고 수평으로 뻗은 왼팔을 30° 정도 사선 방향으로 올린다. 이 상태에서 새끼손가락부터 겨드랑이 아래까지 벽에 붙인다.

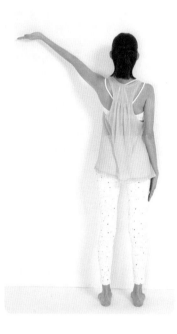

허리가 젖혀지지 않도록 괄약근을 조여주세요!

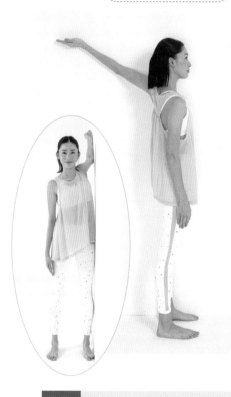

3 그 상태에서 몸을 오른쪽으로 틀어준다

왼쪽 새끼발가락 바깥 면을 벽에 붙인 채 몸을 오른쪽으로 틀어준다. 벽에 허리뼈와 옆구리를 붙인다. 이어서 늑골, 겨드랑이 밑 순으로 붙인다. 최대한 바짝 붙인 후 심호흡한다.

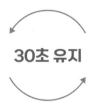

30초 유지

POINT 시선은 약간 위를 바라보며 입으로 가늘고 길게 숨을 내쉰다.

4 몸의 앞면이 다시 벽과
마주하도록 두고 팔을 내린다

틀었던 상반신을 원래 상태로 되돌리
고, 왼팔을 내려놓는다. 오른쪽도 똑같
이 실시한다.

어깨 결림·목 결림으로 고생한다면
이 스트레칭을 꼭 해보세요.

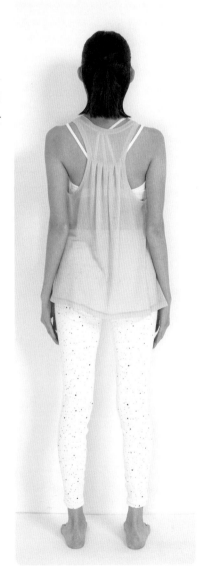

일자목 개선

❌ 일직선이 된 이유 ◉ 해결 방법

사람의 머리는 체중에서 약 10% 정도의 무게를 차지한다고 해요. 몸
전체를 놓고 봤을 때, 결코 가벼운 무게가 아니죠.

스마트폰을 자주 보는 사람, 오랜 시간 동안 책상에 앉아 일하는 사
람은 무거운 머리가 아래로 향하는 시간이 아무래도 길어지기 쉽습니
다. 그 결과 목뼈에 있던 적절한 커브가 서서히 펴지면서 일직선이 되
고, 결국 일자목이 되고 말아요.

이러한 일자목은 목의 뒤쪽 근육이 늘어나고, 앞쪽 근육은 경직된
상태입니다. 일자목을 바로잡기 위해서는 스트레칭으로 목 앞쪽을 효
율적으로 풀어주는 것이 중요해요. 근육의 불균형을 바로잡으면 몸의
컨디션이 전반적으로 개선되면서 피로도가 줄어들고 무너졌던 밸런
스가 되돌아오게 됩니다.

일자목 개선

천사와의 키스 스트레칭

계속해서 고개를 아래로 향한 자세를 취하면서 경직된 목 주변 근육을 원래 길이로 만들어줍니다.

1 똑바로 선 상태에서 얼굴이 천장을 바라보도록 한다

무리하지 않는 범위 내에서 목을 천천히 뒤로 꺾으면서 천장을 바라본다.

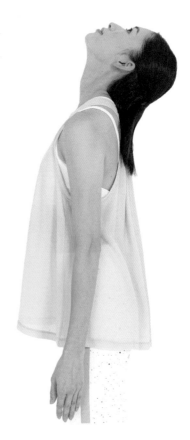

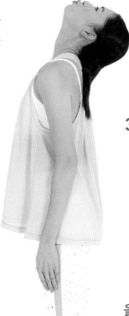

하늘에 있는 천사에게 키스할 것처럼! 갈비뼈가 평소보다 앞으로 나온 상태라면 잘하고 있는 거예요.

2 입술을 최대한
앞으로 내민다

3초 유지 × 10회

발뒤꿈치가
올라가지 않도록
주의!

여기가 바로 원래
목이 있어야 할 위치예요.
몸이 기억하도록
만들어주세요.

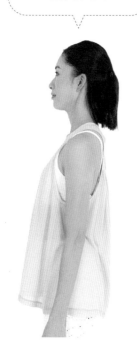

3 천천히 얼굴이 정면을 향하도록
돌아온다

마치 목에 보호대를 두른 듯 턱만 조금씩
당기면서 원래 자세로 되돌아온다.

숨은 키 찾기

❌ 움츠러든 이유 ◎ 해결 방법

지금껏 수만 명의 환자를 치료해온 결과, 이것만큼은 자신 있게 말할 수 있습니다. 사람의 몸은 쉽게 변합니다. 좋은 변화든 나쁜 변화든 얼마든지 달라질 수 있죠. 그래서 나이가 들면서 구부정한 자세가 굳어져 줄어든 키를 늘이는 일도 시도해볼 수 있습니다.

나이가 들면서 '키가 줄어들었다'고 말하는 분들을 많이 만났는데요. 등이 구부정하거나 몸의 중심이 앞으로 기울어 있는 식의 바르지 못한 자세를 계속 취하면 신체의 각 부위가 움츠러들면서 키도 작아집니다.

이 장에서는 움츠러들기 쉬운 부위에 자극을 주어 숨은 키를 되찾게 해주는 세 가지 운동을 소개할게요. 운동을 하기 전에 현재 키를 벽에 표시해두면 운동 전후 변화를 파악하기 쉽겠죠.

목이나 어깨, 견갑골 주변이 결리는 증상, 팔의 통증 개선도 기대해볼 만합니다.

숨은 키 찾기①

팔 비틀기 스트레칭

또다시 등장한 팔 스트레칭! 새우등 자세를 바로잡으면 가슴이 열리고 움츠
러든 키가 늘어납니다.

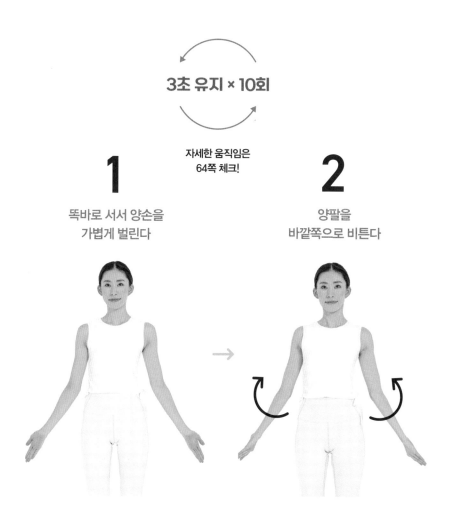

3초 유지 × 10회

자세한 움직임은
64쪽 체크!

1

똑바로 서서 양손을
가볍게 벌린다

2

양팔을
바깥쪽으로 비튼다

천사와의 키스 스트레칭

'일자목 개선' 편에서 안내했던 이 스트레칭은 허리를 비롯한 신체의 각 부위를 모두 끌어 올리고 등도 곧게 펴줍니다.

1
똑바로 선
상태에서
얼굴이 천장을
바라보도록 한다

2
입술을
최대한
앞으로
내민다

3
천천히
얼굴이 정면을
향하도록
돌아온다

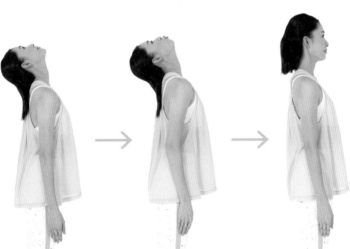

자세한 움직임은 80쪽 체크!

숨은 키 찾기③

견갑골 쥐어짜기 운동

일상생활에서 움츠러든 전신 근육을 최대한 늘이는 동시에 숨은 키도 되찾게 해줍니다.

1 가슴 앞에서 합장하는 자세를 취한다

발끝은 앞을 바라보게 둔다. 무릎을 너무 굽히거나 힘을 과하게 주지 않은 상태로 편안하게 선다.

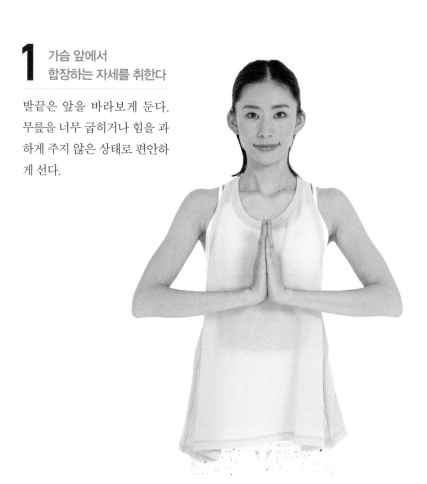

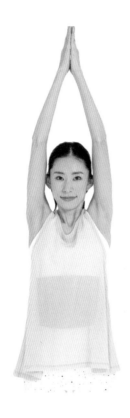

2 양손을 붙이고 머리 위로 뻗는다

손바닥을 합장한 상태에서 올린다. 팔꿈치는 되도록 쭉 펴고, 힘들다면 약간 굽힌다.

최대한 위로 올립니다! 생각보다 힘들어요. 만약 수월하다면 손의 위치가 몸 앞에 있어 견갑골에 자극을 주지 못하는 상태일 거예요.

⚠️ NG 발뒤꿈치는 들지 않아요!

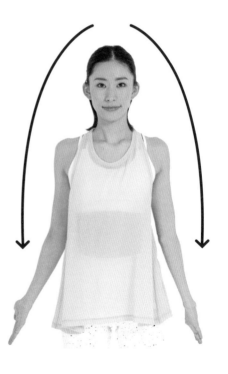

3 천천히 팔을 벌려서 엉덩이 옆으로 내린다

합장한 손바닥을 머리 위에서 떼고, 몸 뒤쪽으로 천천히 내려준다. 손끝은 아래를 향하게 둔다. 견갑골이 안쪽으로 조이도록 의식한다.

팔이 지나가는 위치는 반드시 몸 뒤쪽이어야 해요.

4 손을 내린 후
손목을 바깥으로 비튼다

손을 내린 다음 엉덩이 위치에서 양쪽 손목을 바깥으로 비튼다. 손등이 위를 향하고 왼손 새끼손가락과 오른손 새끼손가락은 몸 안쪽을 향한 상태로 등 뒤쪽을 조여준다.

1~4를 10회 실시

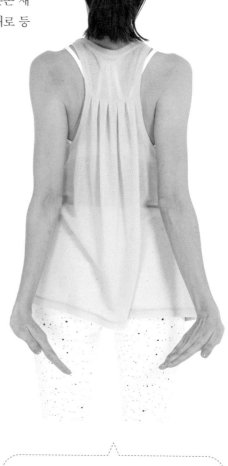

견갑골이 단단하게 조여들죠.
요추 과전만에 해당한다면 괄약근도 조여보세요.
바른 자세를 취하게 됩니다!

요실금 예방

❌ 약해진 이유 ◎ 해결 방법

요실금의 원인은 약해진 골반저근에 있다는 말을 자주 들었을 거예요. 골반저근이란 골반 안에 있는 장기(방광이나 자궁, 직장 등)를 감싸주는 근육과 조직을 모두 일컫는 말입니다. 요도나 질, 항문을 조여주는 고마운 존재지요. 골반저근이 느슨해지면 배설과 관련된 문제가 발생합니다.

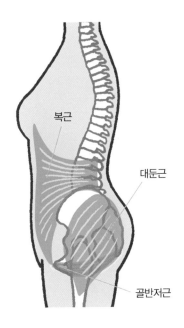

복근

대둔근

골반저근

하지만 요실금이 발생하는 데는 그 외에도 중요한 요인이 또 하나 있어요. 실은 요실금으로 고생하는 사람들 대부분은 골반저근뿐 아니라 '대둔근과 복근이 약해진 상태'라는 공통점이 있습니다. 이 근육들은 모두 골반저근과 앞뒤로 연결된 근육입니다. 따라서 이 부분의 근육을 탄탄하게 만들어야 요실금 문제를 해결할 수 있습니다. 여기서는 이 두 가지 근육에 무리 없이 누구나 따라 할 수 있는 가벼운 스트레칭을 해볼 거예요.

대둔근은 엉덩이 근육 가운데 가장 크고 골반과도 긴밀하게 연결된 근육이에요. 대둔근이 약화되면 골반전방경사 문제가 생기기도 하죠. 하지만 많은 사람이 대둔근의 존재를 의식하지 못합니다. 일상생활에서 이곳에 힘을 주거나 근육을 자극할 일이 거의 없기 때문에 잘 사용하지 못하는 셈이죠.

그렇다면 잠들어 있는 근육을 깨우도록 먼저 해당 부위에 접근하는 일부터 시작해볼까요.

요추 과전만 교정 바르게 서기

요실금 문제를 겪고 있는 사람은 거의 요추 과전만이 문제예요. 골반을 뒤로
기울여 서는 자세를 익혀봅시다.

1 양쪽 발 사이에 주먹 한 개가 들어갈
만큼 다리를 벌리고 선다

양 발끝은 60° 정도로 벌린다. 무릎과 발끝이
같은 방향을 향하도록 한다.

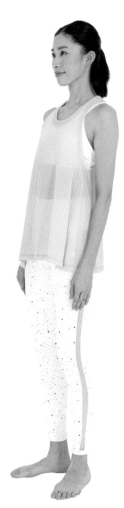

무릎을 굽힐 때, 발끝과 같은 방향으로
굽혀지는지 확인해보세요.

 **골반후방경사에 해당하는 사람은
하면 안 돼요!**

2

**선 채로 골반을
약간 뒤로 기울인다.
시선은 약간 위를 바라본다**

골반을 뒤로 기울일 때는
'배꼽을 들어 올리는',
'항문이 아래쪽으로 향하는',
'뒤에 꼬리가 있다고 생각하고
다리 사이로 통과해 앞으로 내미는'
이미지를 떠올려보세요.

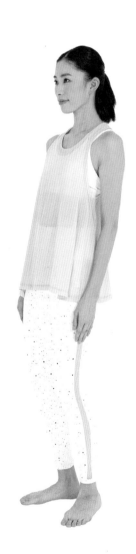

요실금 방지①

엉덩이 문지르기 스트레칭

먼저 엉덩이를 만져보세요. 말랑말랑하죠? 운동 후에는 탱탱해질 테니 운동
이 끝나고 다시 만져보세요.

1 양팔을 뒤로 보내 새끼손가락을 엉덩이 중앙의 갈라진 부위에 댄다

90쪽에 나오는 서기 자세에서 시작한다.
양팔을 뒤로 보내 엉덩이 중앙의 갈라진
부위에 양쪽 새끼손가락을 댄다.

**골반후방경사에
해당하는 사람은
하면 안 돼요!**

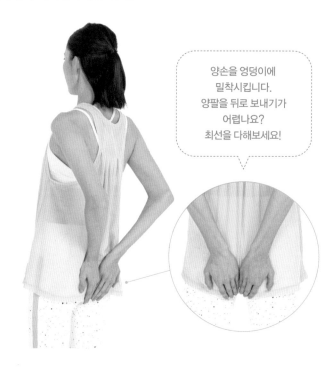

양손을 엉덩이에
밀착시킵니다.
양팔을 뒤로 보내기가
어렵나요?
최선을 다해보세요!

2 엉덩이를 위아래로 문지른다

1에서 엉덩이 근육을 깨운다고 생각하며 엉덩이를 위아래로 문지른다. 끝난 후에는 팔과 다리를 흔들어 풀어주고 편안하게 쉰다.

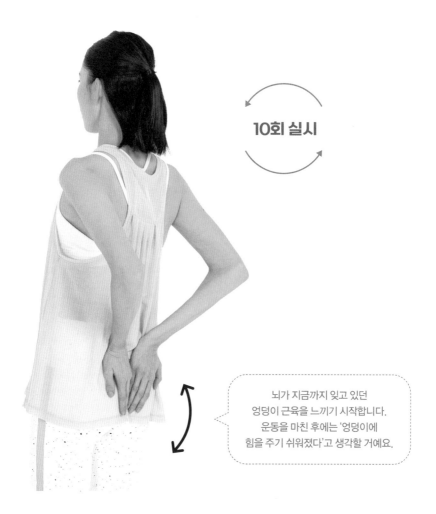

10회 실시

뇌가 지금까지 잊고 있던
엉덩이 근육을 느끼기 시작합니다.
운동을 마친 후에는 '엉덩이에
힘을 주기 쉬워졌다'고 생각할 거예요.

배 어루만지기 스트레칭

엉덩이와 마찬가지로 잠자고 있는 복근을 깨워줍니다. 의외로 긴 복근의 길이에 놀랄지도 몰라요!

POINT 벨트나 브래지어를 풀고 편안한 옷차림으로 실시한다.

1 양손으로 역삼각형을 만들어 치골에 댄다

90쪽의 서기 자세에서 시작한다. 양손을 붙여 역삼각형 모양을 만들고 손끝을 배꼽에서 약 10cm 아래에 있는 치골(속옷 부분)에 댄다.

골반후방경사에 해당하는 사람은 하면 안 돼요!

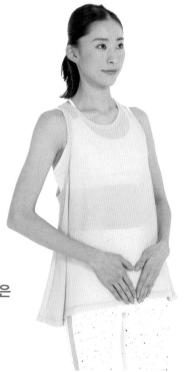

2 치골에서 가슴까지 손으로 위아래를 어루만진다

양손으로 배를 천천히 쓸며 위로 올라온다. 양쪽 가슴 사이까지 도달하면 다시 아래로 천천히 내려간다.

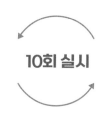

10회 실시

어루만지는 부위 전체가
복근이에요. 동작을 하면서 마음속으로
'일어나!' 하고 기합을 넣어보세요.

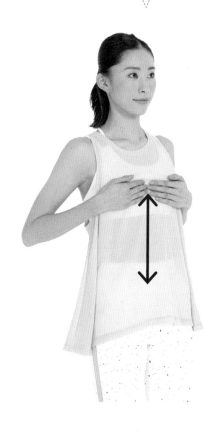

복근을 깨우는 트레이닝

배를 어루만지는 스트레칭으로 복근을 깨운 후, 이 트레이닝을 실시하면 더욱 큰 효과를 볼 수 있어요.

1

등을 대고 누워서
양 무릎을 굽혀
세운다

2

허리를
들어 올린 후,
골반을 뒤로
가볍게 기울인다

3

골반이 뒤로
기운 상태를 유지하며
허리를 천천히
바닥에 내려놓는다

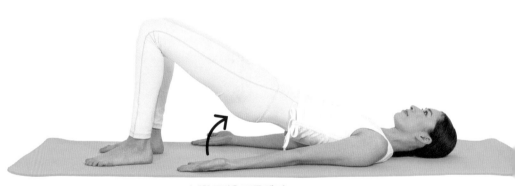

자세한 동작은 54쪽 체크!

골반후방경사 개선

❌ 틀어진 이유 ◉ 해결 방법

수많은 자세교정을 지도해본 제 경험상 골반이 뒤로 기울어져 있는 사람은 전체의 5% 정도예요. 하지만 나이가 들수록 골반후방경사 자세를 취하는 사람이 점점 늘어납니다. 이로 인한 요통이나 고관절 통증으로 고생하는 분도 많고요.

골반후방경사는 자세에도 나쁜 영향을 끼칩니다. 무릎이 쉽게 휘어지고, 발가락 끝이 바깥으로 향하는 '팔자 다리'를 만들기도 해요.

골반후반경사가 있는 사람은 햄스트링(허벅지 뒤쪽 근육)이나 쇄골 라인, 목처럼 골반과 멀리 떨어진 부위의 근육도 뭉쳐 있으니 시원하게 늘이며 틀어진 골반을 바로잡아봅시다.

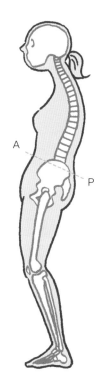

골반후방경사

배 늘이기 스트레칭

골반후방경사가 생기면 치골과 턱 사이의 거리가 짧아져요. 배 늘이기 동작
으로 치골과 턱 사이를 늘여볼까요?

1 양손과 무릎을 바닥에 댄다

손바닥과 무릎을 바닥에 붙여 ㄷ자를 만든다. 이때 손바닥은
안쪽으로 회전해 다리 쪽을 바라보게 한다.

고관절과 무릎 사이의 각도도 90°로 만듭니다.

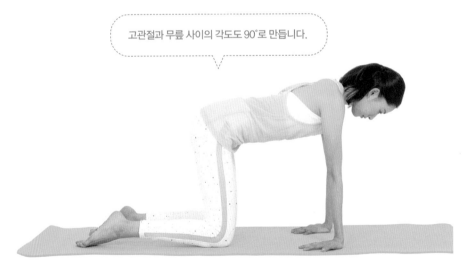

 골반전방경사에 해당하는 사람은 하면 안 돼요!

2 배는 아래로, 턱과 엉덩이는 위로 들어 올린다

배는 중력에 맡기며 힘을 뺀다. 턱은 최대한 위로 들어 올린다. 엉덩이도 천장을 향해 힘껏 올린다. 이 상태에서 심호흡한다.

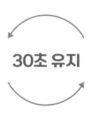

30초 유지

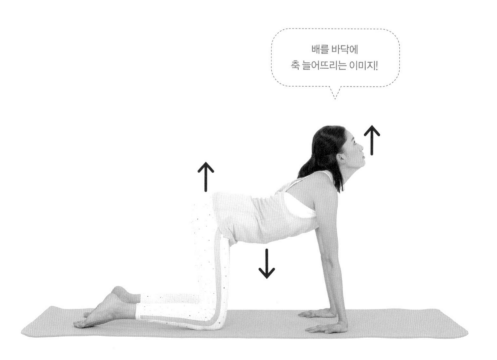

배를 바닥에
축 늘어뜨리는 이미지!

엎드려서 하는 스트레칭

목과 가슴, 배 근육을 부드럽게 풀어주면 근육이 원래 길이를 되찾고 골반후
방경사 자세도 바로잡힙니다.

1 배를 바닥에 대고 엎드린다

바닥에 다리를 쭉 뻗고 엎드린 자세에서 손은 가슴 옆
바닥을 짚는다. 이때 손바닥은 바깥으로 90° 회전해
손가락 끝이 옆을 향하게 한다.

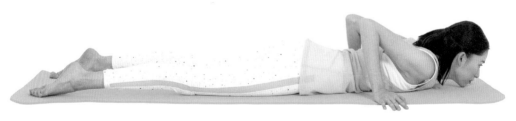

 골반전방경사에 해당하는 사람은 하면 안 돼요!

2 상반신을 일으키고 턱을 올린다

양손으로 바닥을 누르며 상체를 들어 올린다. 턱도 천천히 든다. 동시에 허리는 바닥에 가라앉힌다. 가슴을 편 상태에서 유지한다.

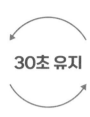

30초 유지

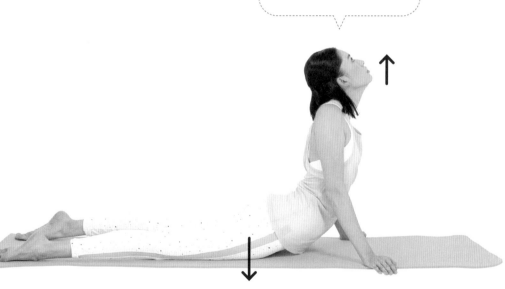

하늘을 올려다보는 이미지예요.

골반후방경사 개선③

햄스트링 스트레칭

햄스트링이 경직되면 골반후방경사가 심해져요. 벽을 이용해 무리하지 않는 선에서 햄스트링을 늘여봅시다.

1 앉은 상태에서 다리를 펴고 벽에 발을 붙인다

한쪽 다리를 뻗고 앉는다. 무릎은 곧게 펴고 발끝은 천장을 향하게 한다. 다른 한쪽 다리는 접은 상태로 둔다.

**골반후방경사에
해당하는 사람은 하면 안 돼요!**

벽을 이용하면 발끝이 위로 향한
상태를 쉽게 유지할 수 있어요.
뒤로 기울어진 골반이 똑바로 서면서
제자리를 찾게 됩니다!

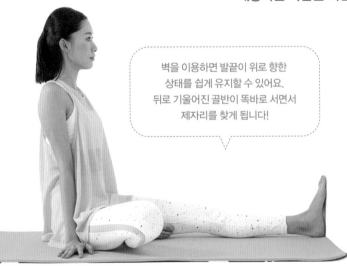

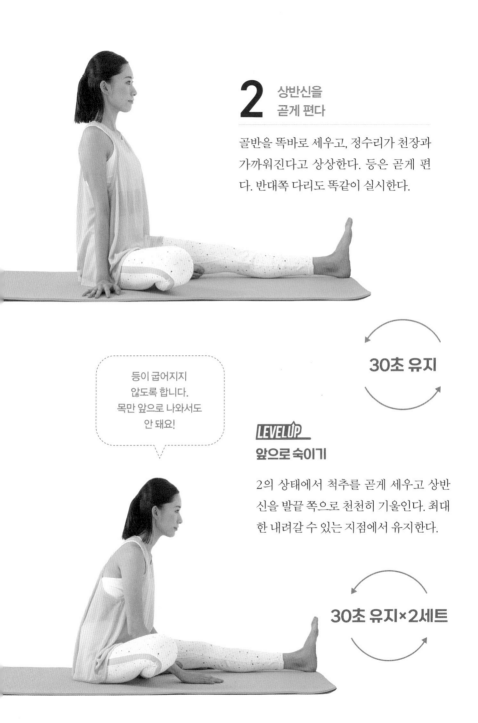

2 상반신을 곧게 편다

골반을 똑바로 세우고, 정수리가 천장과 가까워진다고 상상한다. 등은 곧게 편다. 반대쪽 다리도 똑같이 실시한다.

30초 유지

등이 굽어지지 않도록 합니다. 목만 앞으로 나와서도 안 돼요!

LEVEL UP
앞으로 숙이기

2의 상태에서 척추를 곧게 세우고 상반신을 발끝 쪽으로 천천히 기울인다. 최대한 내려갈 수 있는 지점에서 유지한다.

30초 유지×2세트

얼굴 처짐 회복

코로나19로 인해 마스크를 착용하는 일상이 길어지면서 얼굴 근육을 사용할 기회가 줄어들었습니다. 마스크에 얼굴이 가려져 있으면 아무래도 표정에 신경 쓸 일이 적어서 계속해서 무표정을 유지하기 때문인데요. 밤에 거울을 보며 처진 얼굴에 한숨 쉬는 사람도 많을 듯해요. 이럴 때는 하루를 마무리하며 처진 얼굴을 다시 끌어 올려주는 운동을 하는 것이 좋습니다.

마스크 착용 시 가장 부하가 실리는 부위는 '귀'예요. 마스크 끈이 귀를 하루 종일 앞쪽 아래 방향으로 당기기 때문이죠. 그 결과 측두골(두개골 옆 부분)이 비틀어지고, 머리나 목 등에 통증이 생기기도 합니다. 작은 마스크 하나가 건강의 다양한 면에서 영향을 미치는 셈이에요. 지금부터 소개할 운동은 마스크로 인한 이러한 증상을 없애주고 처진 얼굴도 끌어 올려줘요.

얼굴 처짐 회복

귀 당기기 운동

마스크를 오래 착용하면 머리부터 얼굴, 목까지 크게 틀어져요! 귀를 반대
방향으로 잡아당기면 원래 위치로 돌아간답니다.

1 손으로 귀를 잡는다

귓불이 아니라 귓바퀴 안쪽
뼈 부분에 가운뎃손가락을 넣
어 확실하게 잡는다.

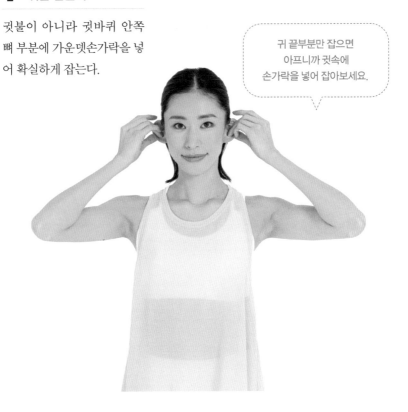

귀 끝부분만 잡으면
아프니까 귓속에
손가락을 넣어 잡아보세요.

2 뒤쪽 사선 방향으로 귀를 당긴다

시선은 정면을 향한 채로 45° 정도의 뒤쪽 사선 방향으로 귀를 천천히 잡아 당긴다.

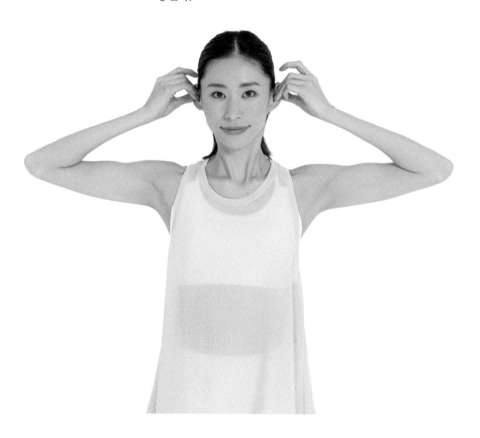

3 그 상태에서 '아', '우' 하고 입을 크게 벌려 움직인다

턱관절을 크게 벌려 '아' 모양을 만든다. 입을 가능한 만큼 쭉 내밀고 '우' 모양을 만든다. 천천히 크게 움직인다.

10회 실시

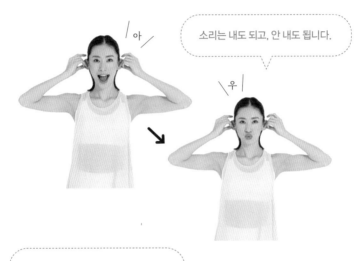

소리는 내도 되고, 안 내도 됩니다.

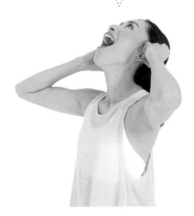

목을 뒤로 최대한 젖혀요!
일자목 개선에도 효과가 있습니다.

LEVEL UP
고개를 젖혀 얼굴이 위를 향하게 하고 3을 반복한다

어깨 결림·목 결림 개선

❌ 결리는 이유 ◉ 해결 방법

학생이나 사무직 회사원들은 하루 종일 앞으로 기운 자세를 오랫동안 취하게 돼요. 인류 역사상 인간이 이렇게 많은 시간을 이 자세로 앉아 있었던 적은 아마 없을 거예요. 앞에서 여러 번 지적했듯이 이 자세로 오래 있으면 몸 앞쪽 근육은 움츠러들고, 뒤쪽 근육은 늘어난 상태가 지속됩니다. 이러한 불균형이 컨디션을 나쁘게 만들고 심하면 통증까지 불러일으키지요.

몸이 안으로 계속 말려서 움츠러들면 어깨와 목이 결리기 시작합니다. 안으로 말린 어깨와 팔을 스트레칭으로 풀어서 뭉친 근육을 늘이고, 어깨 결림·목 결림을 해소해볼까요.

어깨 결림 · 목 결림 개선

어깨 비틀기 스트레칭

안쪽으로 말려 들어간 어깨와 팔이 바깥을 향하도록 돕는 동작이에요. 어깨와 목을 풀어줍니다.

1 손가락을 아래로 떨어뜨린 상태에서 한쪽 손만 앞으로 내밀어 벽에 붙인다

벽을 바라보고 서서 왼팔을 어깨높이로 뻗어 벽에 붙인다. 손가락을 가볍게 벌린다. 가운뎃손가락이 아래쪽을 향한 상태에서 손목을 바깥으로 천천히 회전한다.

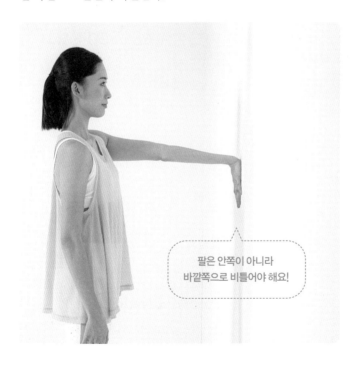

> 팔은 안쪽이 아니라
> 바깥쪽으로 비틀어야 해요!

2 그 상태에서 몸을 오른쪽으로 90° 틀어준다

왼손을 벽에 붙인 채, 오른쪽으로 몸을 90° 회전한다. 가슴을 편 상태로 움직이면 더욱 효과적이다.

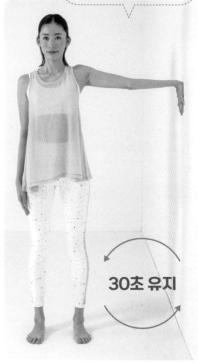

발도 함께 움직입니다.
몸통 전체를 틀어주세요.

30초 유지

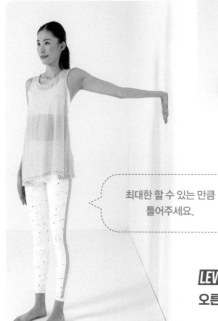

최대한 할 수 있는 만큼
틀어주세요.

LEVELUP
오른쪽으로 몸을 더 튼다

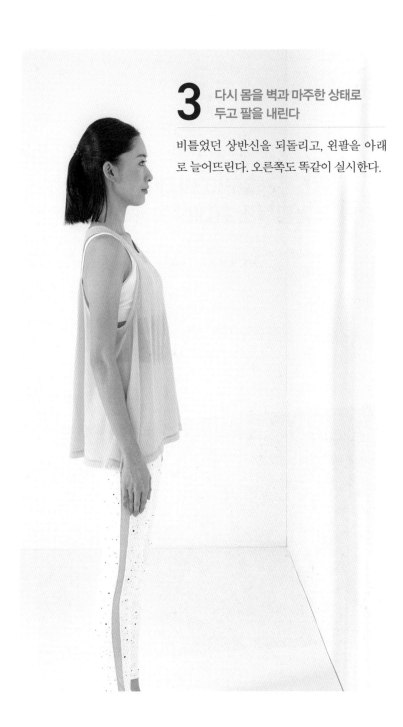

3 다시 몸을 벽과 마주한 상태로 두고 팔을 내린다

비틀었던 상반신을 되돌리고, 왼팔을 아래로 늘어뜨린다. 오른쪽도 똑같이 실시한다.

오스트레일리아의 대표 나무
유칼립투스 최대한 활용하기

유칼립투스는
호주 곳곳에서
자라납니다.

유칼립투스는 오스트레일리아에서 자생하는 나무입니다. 코알라의 먹이로도 유명하죠. 오스트레일리아의 원주민들은 유칼립투스잎을 상처 부위에 감싸거나 벌레를 퇴치하기 위해 태우는 등 다양한 용도로 사용하며 소중히 여겨왔어요. 유칼립투스 에센셜 오일에는 소독이나 항염 작용이 있다고 알려져 아로마 테라피 분야에서도 적극적으로 활용되고 있답니다.

저도 오스트레일리아에 와서 유칼립투스 에센셜 오일을 캐리어오일(베이스가 되는 오일)로 희석해 마사지용이나 보습용으로 자주 사용해요. 유칼립투스 향을 맡으면 머리가 맑아지는 기분이 듭니다. 아시아 국가에서는 아로마를 여성들이 주로 사용하지만, 오스트레일리아에서는 남녀노소 관계없이 아로마 오일, 아로마 캔들 등을 사용하며 늘 향을 가까이에 두고 있습니다. 좋은 향을 맡으면 마음이 금세 안정되죠. 이용하지 않을 이유가 없답니다!

유칼립투스의 에센셜 오일은 어디에서든 어렵지 않게 구할 수 있어요. 다만 시중에는 가짜 오일도 있으니 전문점에서 제대로 설명을 듣고 고르는 편이 좋습니다. 에센셜 오일 2~5방울을 캐리어오일 1작은술에 희석해서 목욕물에 섞으면 탁월한 입욕제가 됩니다.

4장

자세가
비틀어지지 않는
생활 습관

운동으로 시원하게 바로잡은 자세를 오래 유지할

소소한 비결들을 안내합니다. 꼭 기억해두세요.

양손발을
균형있게 사용하기

사람의 몸은 좌우 대칭을 이루고 있습니다. 왼쪽으로 치우친 심장처럼 예외도 있지만 근육과 뼈가 있는 부분은 모두 좌우가 같아요. 그래서 균형 잡힌 좋은 자세를 유지하려면 좌우 손발을 되도록 같은 힘과 자세로 움직여야 해요. 한쪽에만 부하를 주어서는 절대 안 된다는 뜻입니다.

특히 주로 사용하는 손만 계속 쓰는 습관을 주의해야 해요. 대부분의 사람은 식사나 집안일도 그렇고, 컴퓨터 마우스나 스마트폰을 다룰 때, 글씨를 쓰거나 도구를 사용할 때도 자신이 편하게 생각하는 손만 쓰게 되죠. 보통 오른손잡이는 오른손을, 왼손잡이는 왼손을 많이 씁니다. 몸의 한쪽 부위에만 일을 시키면 좋지 않으니 잘 사용하지 않는 손도 의도적으로 사용하려고 노력해야 합니다.

오른손잡이라면 스푼이나 포크처럼 비교적 편한 도구를 왼손으로 잡고, 음식을 입으로 가져가보세요. 익숙해질 때까지 시간이 걸릴 테고 식사하는 속도도 느려지겠죠. 하지만 자연스럽게 몸에 익힌다면 덕분에 몸의 불균형을 바로잡을 수 있을 뿐 아니라 다이어트 효과까지 기대해볼 만합니다! 음식을 천천히 먹으면 배부르다는 느낌을 받는 만복 중추가 자극받아 과식을 피하게 되거든요. 익숙하지 않을 때는 집었던 음식을 떨어뜨릴 수도 있겠죠. 느닷없이 식당에서 시도하지 말고 먼저 집에서 연습해보세요.

발을 사용하는 습관에도 주의를 기울여야 합니다. 계단 첫 번째 단에 발을 내디딜 때, 혹은 바지를 입거나 양말을 신을 때 무의식중에 늘 사용하는 발부터 움직일 때가 많아요.

별일 아니라고 여길 수도 있지만, 사소한 습관이 10년, 20년 쌓이면 좌우 차이가 크게 벌어집니다. 물론 가방을 항상 한쪽 어깨에만 메거나 한쪽 손으로만 드는 행위도 당연히 해서는 안 돼요.

일상생활에서 손발 모두 양쪽을 골고루 사용하는 편이 바람직합니다. 몸의 좌우를 각각 동일한 정도로 쓴다면 살면서 몸이 틀어질 걱정은 하지 않아도 됩니다.

다리가 피곤한 증상의 원인은 반장슬?!

대부분의 사람이 잘 모르고 있지만, 다양한 증상의 원인으로 작용하는 나쁜 자세들이 있습니다. 그중 1위가 바로 '반장슬'이에요. 반장슬이란 '무릎이 뒤쪽으로 꺾인 상태'를 말합니다. 생소한 단어일 테니 알기 쉽게 설명할게요.

똑바로 서면 다리는 일직선(180°)이 됩니다. 그렇지만 반장슬 자세라면 무릎이 뒤로 젖혀져 왼쪽에서 몸을 바라볼 때 '〉'와 같은 모양이 돼요. 몸은 무의식적으로 꼿꼿하게 서려는 특징이 있어서 허리를 젖히거나 아랫배를 앞으로 내밀고, 무릎에 체중을 과하게 싣기도 합니다. 그 결과 다양한 문제가 발생해요.

무릎 통증, 요통, 좌골신경통, 종아리 피로나 부종, 무릎 아래 마비, 아킬레스건이나 발뒤꿈치 통증, 족저근막염, 그리고 하반신 비만까지 생깁니다! 그뿐만 아니라 상반신에도 영향을 끼쳐요. 등이나 어깨 통증이 반장슬에서 비롯되는 사례도 흔합니다. 제대로 뛰기 어렵거나,

걸음이 느린 현상도 반장슬이 원인일 가능성이 높아요.

반장슬은 직업적으로 몸에 부하를 주기 쉬운 댄서나 발레리나, 모델, 그리고 오랫동안 서서 일하는 사람에게서 잘 나타납니다. 몸이 유연한 사람 역시 반장슬 자세를 취하는 경향이 있어요.

무릎을 항상 뒤쪽으로 밀어내듯 계속 힘을 싣는 점이 문제입니다. 선 자세를 바로잡고 근육의 균형을 맞춰야 해요. 걸을 때도 신경 써야 합니다. 잘못된 걸음걸이로 생긴 틀어짐을 없애고 바른 각도에 맞춰 걷도록 노력해야겠지요. 바르게 걷는 방법은 136쪽에서 안내합니다.

다리가 굵어서 혹은 쉽게 피곤해져서 고민인 분들이라면 이 정보가 도움이 될 거예요.

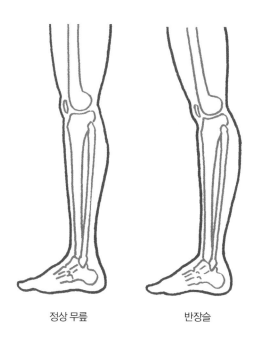

정상 무릎   반장슬

계속 같은 자세로 있는다면 원래대로 바로잡자

자세와 관련해 흔히 하는 오해가 있습니다.

'운동선수나 자주 운동하는 사람은 몸이 틀어지지 않는다.'

혹시 여러분도 이렇게 생각하고 있진 않나요? 하지만 운동할 때는 대체로 부자연스러운 자세를 반복해서 취해야 합니다.

앞서 댄서나 발레리나가 반장슬 자세를 취하기 쉽다는 점은 이야기 했지요. 복싱 선수, 야구 선수, 골프 선수도 한쪽 손과 발만 주로 혹사 하는 경우가 많아서 몸의 좌우 균형이 무너지기 십상입니다. 이로 인해 두통이나 어깨 통증으로 고생하는 선수가 꽤 있고, 저희 클리닉에 오는 사람도 많습니다.

그중 일본인 프로 경마 선수 A씨의 이야기를 해볼게요. A씨를 처음 만났을 때 그는 20대 후반이었고, 호주에서 승마 훈련을 받았습니다. 그런데 '통증이 심해서 치료를 받고, 은퇴 후에는 자세교정 일을 해보고 싶다'며 저에게 직업 상담을 하러 왔어요.

승마 선수는 격렬하게 움직이는 말 위에서 엉덩이를 떼고 몸을 앞으로 기울인 상태에서 큰 충격을 반복적으로 견뎌야 합니다. 이 자세는 몸에 큰 부하를 줘요. A씨는 허리, 어깨, 팔꿈치, 손목에도 문제가 생긴 상태였습니다. '직업 상담을 받으러 온 김에 치료도 받겠다'라고 말하길래 적극적으로 치료도 해주었지요. 시술 후 다행히 몸이 극적으로 좋아져 본인도 상당히 놀라워했어요. 6~7년이 지난 지금도 은퇴하지 않고 여전히 일본에서 승마 선수로 활약 중입니다.

그러니 '나는 운동을 꾸준히 하니까 몸에 틀어진 부위는 별로 없을 거야'라며 방심하지 않길 바랍니다. 운동을 직업으로 삼고 다른 사람에게 가르치는 스포츠 센터의 트레이너나 요가 강사도 제 클리닉에 다니고 있어요.

다시 한번 강조합니다. 몸이 틀어지는 현상은 같은 자세를 계속 취할 때 발생합니다. 운동을 하다가 틀어지기도 하는 몸을 이 책에 실린 방법으로 바로잡아보세요.

의사도 따라 하는
자세교정 비결

'몸에 관한 전문가라도 몸이 틀어지는' 사례는 운동선수 외에도 또 있습니다. 바로 의사들이에요. 저희 클리닉에는 직업이 의사인 고객도 많습니다. 환자들의 몸 상태를 좋은 방향으로 이끌어주거나 치료하는 직업을 가진 사람이 '환자'로서 클리닉에 꾸준히 다니는 셈이죠.

의사를 치료하다 보면 사람 몸을 누구보다 잘 아는 의사들도 어깨 결림, 요통, 오십견, 두통, 무릎 통증, 등 결림 등 여러 가지 증상을 안고 살아가는구나 싶어 가끔 놀랍니다.

심지어 디스크 수술을 전문으로 하는 유명한 정형외과 의사도 제 클리닉에 몰래 다니고 있어요. 정형외과 전문의가 심한 요통으로 자세교정 클리닉에 다닌다니 블랙 코미디가 따로 없죠.

이분은 어떻게 해서든 낫고 싶다는 마음 하나로 제가 안내한 운동을 열심히 따라 하는 중입니다. 정형외과 의사가 자세교정 테라피스트를 따라 순순히 운동을 배운다고 하면 신기하게 생각하겠지만, 결과가 좋으니 저를 믿어주며 잘 실천하고 있어요.

저에게 교정을 받거나 운동을 실시하면 전후 통증 상태가 완전히 달라지고 몸을 움직이기도 한결 수월해진다고 합니다. 직접 경험하고 나서 '자세교정 테라피스트가 하는 말은 받아들여야겠다'라고 여기는 듯해요. 의사라고 해도 약을 비롯한 의학 요법으로 환자를 치료하는 것만 배웠지, '몸의 사용법', '자세교정법'에 대해서는 정확히 모르는 경우도 있다고 봐야겠죠.

앞으로는 다방면에 저의 노하우가 더욱 널리 퍼지면 좋겠다고 생각합니다.

요실금은 골반저근만으로는 고치지 못한다

여성의 골반은 출산으로 인해 틀어지는 경우가 가장 많습니다. 릴랙신(Relaxin)이라는 호르몬이 분비되기 때문에 실제로 임신 중일 때부터 골반이 천천히 틀어져요. 릴랙신이란 골반을 느슨하게 만들어 분만을 수월하게 할 수 있도록 돕는 호르몬입니다.

분만 중에는 치골 주변의 골반이 최대한으로 벌어집니다. 그리고 출산 직후에도 아기가 산도를 통과하는 과정을 거쳤기 때문에 골반과 골반저근도 늘어난 상태가 됩니다. 아기의 머리 크기는 지름 10cm 정도예요. 출산은 이처럼 산모의 몸에 큰 영향을 끼칠 수밖에 없어요.

출산하면서 열린 골반은 3~4개월에 걸쳐 원래대로 돌아간다고 합니다. 그러니 산후에 움직일 수 있게 될 때 트레이닝(90쪽)을 시작하는 편이 좋아요. 틀어져 있던 골반을 바로잡을 좋은 기회죠. 즉, 출산은 몸이 틀어지게 할 위험도 있지만 틀어진 상태를 바로잡을 기회이기도 합니다!

출산 경험이 있는 여성의 3대 고민을 꼽자면 요실금, 방광염, 질 이완증을 들 수 있어요. 트레이닝을 확실하게 받아 틀어진 골반을 바로잡으며 골반저근 주변에 생긴 이러한 문제를 해소해봅시다.

자세교정 전문가로서의 의견으로는 88쪽에서도 언급했듯 골반저근만 열심히 단련하는 것만으로는 소용이 없습니다. 골반저근 뒤에 있는 대둔근(엉덩이 형태를 만드는 근육), 골반저근 앞과 연결된 복근에도 자극을 줘야 해요. '요실금은 복근이 약해서 생긴다'라고 확실하게 말할 수 있습니다.

'소변이나 대변을 일시적으로 참아서 골반저근을 조이는 운동'도 여기저기서 많이 추천하는데, 골반저근 운동만으로는 부족하다는 점을 명심하세요!

부록1

쇼지식 운동을 경험한
사람들의 비포&애프터

지금까지 살펴본 것처럼 몸의 틀어짐은 여러 증상을 일으켜요.
잘못된 자세와 틀어진 몸 때문에 고통받다가
쇼지식 스트레칭으로 삶이 달라진 사람들의 이야기를 들어볼까요?

진료 기록부 No.1
이름 : 이토 미호
나이 : 66세
국적 : 일본

말린 어깨, 변비 등의 증상 개선.
반년 만에 8kg 감량, 요요 현상 없음.

———

마사지숍을 운영 중입니다. 직업상 몸을 앞으로 기울이는 자세를 취할 때가 많아요. 그 결과 말린 어깨와 어깨 결림, 요통으로 꽤 고생했어요. 또 40년 가까이 이런저런 다이어트를 시도했지만, 성공하지 못하고 요요가 와서 몸무게가 62.7kg까지 나가기도 했죠.

그러던 중 유튜브로 쇼지 선생님을 알게 되었고, 2020년 6월부터 온라인으로 쇼지식 다이어트 프로그램에 참가했어요. 무리하지 않고 움직이는 방식이 마음에 들었습니다.

매일 실천했더니 말린 어깨, 요추 과전만 자세에서 벗어났고, 반년 만에 체중이 8kg이나 줄어들었어요. 가슴 사이즈는 그대로인데 몸매가 날씬해졌답니다. 여기서 4kg을 더 감량해 지금은 늘 바라왔던 40kg대 체중을 유지하고 있어요.

식사 제한은 전혀 하지 않았어요. 술과 디저트도 평소대로 먹었습니다. 온전히 자세교정만으로 변비, 냉증 등 불편했던 증상이 사라졌어요. 마사지숍 고객들에게도 쇼지식 비결을 소개하고 있어요.

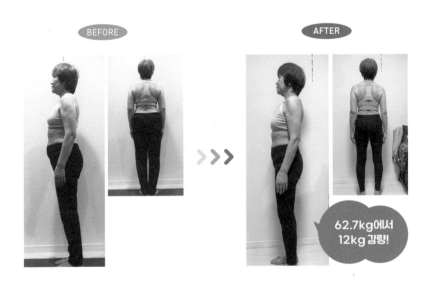

BEFORE   AFTER

62.7kg에서
12kg 감량!

진료 기록부 No.2
이름 : 다이애나
나이 : 30대 후반
국적 : 오스트레일리아

요통으로 인한 휠체어 생활에서 해방,
출산·육아로 인한 부담도 격감!

열한 살 때부터 만성적인 요통으로 고통에 시달렸어요. 다양한 치료를 시도했지만 전혀 나아지지 않았습니다. 담당 의사가 '정신적인 문제라 치료가 불가능하다'라고 말하며 포기한 적도 있었지요. 대학생이 되자 걷는 것조차 어려워 휠체어를 타기 시작했어요. 결혼해서 20대 후반에 아이 두 명을 낳았는데, 출산할 때마다 요통이 악화되었고, 아기 기저귀를 갈아주기는 커녕 제가 기저귀를 차는 생활을 해야 했습니다.

30대가 된 후 지인의 소개로 쇼지의 자세교정 세미나에 참석했어요. '지금까지의 치료는 대체 뭐였지?' 싶을 만큼 즉시 효과가 있었어요. 이후 꾸준한 교정으로 요통이 완치되었습니다. 딸아이와 처음으로 함께 달리기를 한 날, 기뻐하던 아이의 얼굴을 잊을 수가 없어요. 35세에 셋째 아이를 낳을 때는 출산과 육아에 부담을 거의 느끼지 않아 놀랐습니다. 최근에는 건강해진 몸으로 아버지 도장에서 가라테를 즐기고 있어요. 쇼지는 불가능하리라 생각했던 일상생활을 선물해주었어요. 우리 가족은 쇼지에게 영원히 감사하며 살 거예요.

BEFORE

AFTER

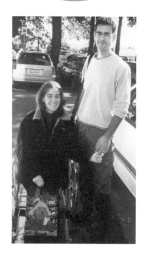

20년 동안 앓았던
요통이 완치!

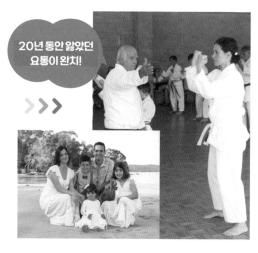

진료 기록부 No.3
이름 : 미네코
나이 : 50대 초반
국적 : 캐나다

스트레스로 찐 15kg을 감량.
몸이 달라지면 인생도 달라진다.

인간관계에 심한 스트레스를 받아 폭음과 폭식을 이어갔더니 체중이 갑자기 확 늘었어요. 허벅지와 엉덩이에 점점 지방이 붙었고 요추 과전만 상태까지 심각해졌어요. 똑바로 서 있기 힘들 정도로 몸이 틀어졌습니다.

이대로는 안 되겠다 싶어서 쇼지 선생님의 온라인 세미나에 가입했어요. 처음에는 잘할 수 있을까 걱정했지만, 동작이 쉬워서 저처럼 몸이 많이 틀어진 사람도 따라 하기 좋았어요. 간단한 스트레칭인데도 하면 할수록 자세가 크게 달라졌고, 체중도 눈에 띄게 줄어들어 반년 만에 15kg나 빠졌어요.

몸이 달라지자 놀랍게도 마음에 기쁜 변화가 찾아왔습니다. 폭음과 폭식을 하는 횟수도 점점 줄고, 자신감이 생기니 마음이 여유로워져 지금은 스트레스로부터 자유로워진 생활을 즐기고 있어요.

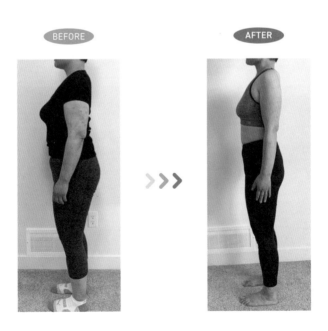

BEFORE　　　AFTER

진료 기록부 No.4
이름 : 마이크
나이 : 30대 초반
국적 : 오스트레일리아

새우등&일자목으로 엎친 데 덮친 격,
단 2개월 만에 자세가 완전히 달라졌다!

———

업무상 책상에 앉아 일할 때가 많습니다. 하루 종일 같은 자세로 앉아 있다 보니 새우등 자세와 일자목이 심해졌고, 통증으로 고통스러운 날들이 이어졌어요. 이런저런 치료를 받아봤지만, 그다지 효과가 없었고 그렇다고 직업을 바꿀 수도 없어 반쯤 포기하고 그냥 지내고 있었죠.

그러던 어느 날 어머니 손에 이끌려 쇼지의 클리닉에 방문하게 되었어요. 그러자 단 2개월 만에 사진과 같이 놀랄 만큼 자세가 좋아졌습니다. 말린 어깨가 펴지고, 거북목도 점점 정상 커브를 되찾았습니다.

자세가 좋아지자 자신감이 생기더군요. 그 후 쇼지와 10년 이상 인연을 이어가고 있어요. 혼자서도 스트레칭을 꾸준히 실시해서 몸은 항상 좋은 컨디션을 유지하고 있지만, 좋은 에너지를 얻기 위해 쇼지를 만나고 있습니다. 건강 유지 차원에서 정기적으로 클리닉에서 교정을 받기도 한답니다.

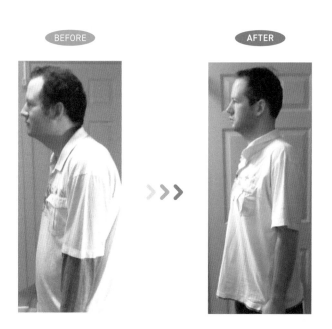

BEFORE

AFTER

BEFORE

AFTER

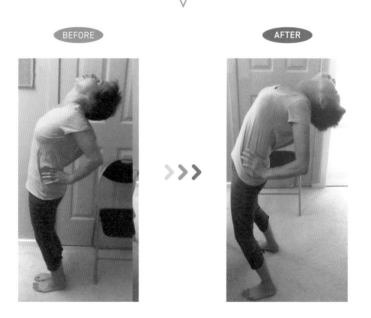

BEFORE　　　　AFTER

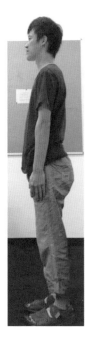 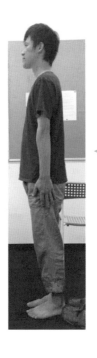

남성 · 20대 후반

레스토랑 셰프인 저에게 몸은 곧 자산입니다. 하지만 반복해서 허리를 앞으로 굽히는 자세로 일하다 보니 요추 과전만 자세가 점점 심각해졌어요. 여러 방법을 찾아보다가 쇼지 선생님의 자세 교실을 알게 되었죠. 클리닉에 나가고 난 뒤 즉시 효과를 봤습니다. 고작 스트레칭으로 이렇게 자세가 바뀌다니 놀랐어요.

남성 · 30대 후반

날마다 훈련하며 몸을 혹사하는 복싱 선수입니다. 힘이 세지는 것과 자세는 관계가 없다고 생각했지만 쇼지의 마사지를 받고 나서 자세가 바르게 달라지자 근육을 사용하는 일이 훨씬 더 수월해졌어요. 온몸의 밸런스가 맞아 퍼포먼스도 더욱 향상되었고요. 덕분에 경기 중에 정신적으로도 안정을 되찾기 쉬워졌어요. 이제는 훈련과 함께 평소에 자세를 바르게 하기 위해 노력하고 있습니다. 쇼지식 운동은 정말 특별해요.

자세가 좋아지는
바르게 걷는 법·앉는 법·자는 법

몸의 틀어짐은 무심코 취하는 생활 습관으로 인해 발생해요.

그러니 매일 자신이 하는 동작을 자세히 살펴봐야겠지요.

바르게 걷는 법·앉는 법·자는 법을 알아봅시다.

바르게 걷는 법

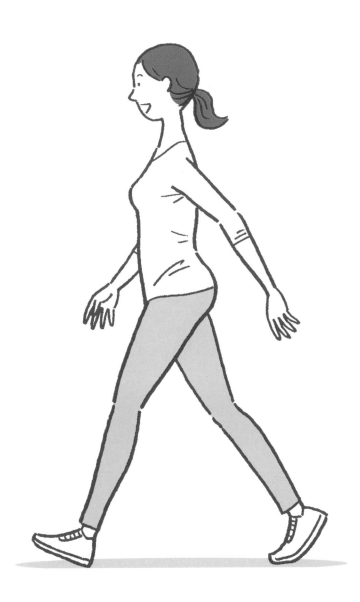

혹시 걸을 때, 중심이 앞으로 기운 구부정한 상태에서 좁은 보폭으로 종종걸음을 하고 있진 않나요? 이렇게 걸어서는 안 됩니다. 몸의 앞쪽 근육만 사용해 걷다 보면 허벅지나 종아리 앞면이 퉁퉁 붓기 마련이에요. 근육의 균형이 무너지고 몸을 웅크리게 되어 결국 몸 전체에 나쁜 영향을 끼칩니다.

바르게 걷는 법의 핵심 키워드는 '뒤쪽'이에요. 몸의 뒤쪽 근육을 잘 사용하면 걸을 때 쉽게 지치지 않습니다. 게다가 걸으면 걸을수록 몸이 늘어나 균형 잡힌 아름다운 자세를 유지할 수 있습니다.

1 왼쪽 다리를 한 보 앞으로 내민다. 이때 오른쪽 다리에 더 신경을 써야 한다. 오른쪽 다리를 최대한 '뒤에 오래 두겠다'고 의식해보자. 오른쪽 다리 뒷면을 늘이는 동시에 왼쪽 다리 전체를 들어 올리듯 나아간다. 엉덩이 근육에 오는 자극을 느낀다면 몸 뒤쪽이 늘어나고 있다는 뜻이다. 자연스럽게 보폭이 넓어지고 힙업 효과도 나타난다.

2 팔은 뒤로 흔들기 위해 의식적으로 노력한다. 이렇게 하면 상반신 앞쪽이 펴져 곧은 자세를 유지하게 된다. 바르게 걷는 법에 익숙해지면 빨리, 편안하게, 아름답게 걸을 수 있다.

의자에 바르게 앉는 법

오랜 시간 앉아 있거나 의자 등받이에 털썩 기대어 앉으면 등이 점차 구부정해져 새우등 자세로 굳어져요. 의자에 바르게 앉는 방법을 아는 것과 모르는 것만으로도 인생은 확연히 달라집니다.

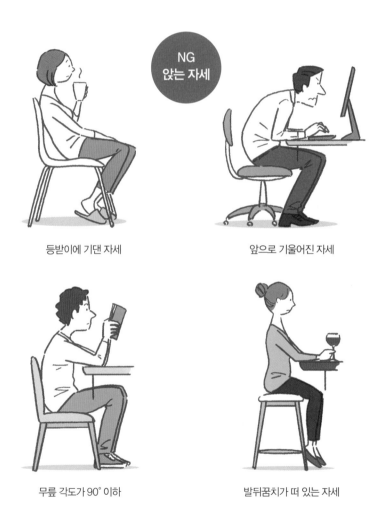

NG
앉는 자세

등받이에 기댄 자세

앞으로 기울어진 자세

무릎 각도가 90° 이하

발뒤꿈치가 떠 있는 자세

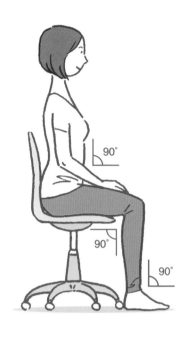

90°

90°

90°

의자 안쪽에 골반의 가장 아랫부분 '좌골'을 대고 앉는다. 발은 어깨너비로 벌리고, 발 전체가 바닥에 닿게 한다. 발목, 무릎 관절, 고관절 각도는 각각 90°가 되도록 한다. 의자는 높이 조절이 가능한 것이 좋다.

컴퓨터 작업을 할 때는 이렇게

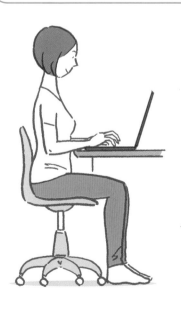

키보드나 마우스를 몸에서 멀찍이 둔 상태에서 조작하는 사람이 정말 많다. 이러한 자세를 취하면 어깨가 몸 안쪽으로 말려든다. 올바른 자세로 업무를 보면 어깨가 결리지 않고, 오랫동안 작업에 집중해도 힘들지 않다.

바른 자세에서는 팔을 90°로 굽혀서 앉습니다. 겨드랑이와 양쪽 팔꿈치를 몸에 바짝 붙인 상태에서 손바닥을 아래로 두고, 그 바로 아래에 키보드와 마우스가 오도록 조절합니다.

바르게 자는 법

엎드려 자는 자세는 척추나 목을 비뚤어지게 하니 반드시 피해야 합니다. 오늘 밤부터 똑바로 눕거나 옆으로 누워서 자는 습관을 들여보세요. 자는 도중에는 어쩔 수 없지만, 잠이 들 때까지는 실천해보길 바랍니다. 자세만 잘 조절해도 뇌나 근육이 편안함을 기억하기 시작해요. 매일 실천하면 취침 중에도 자연스럽게 바른 자세를 취하게 됩니다.

똑바로 누워서 잘 때는 이렇게

- 다리는 굽히지 말고 쭉 편다. 양쪽 발 간격은 주먹 한두 개가 들어갈 정도로 벌려준다.
- 반드시 손바닥이 위를 향하게 둔다. 손바닥이 아래를 향하면 팔이 비틀려 새우등 자세가 굳어진다.
- 똑바로 누웠을 때 베개를 사용하면 목이 기울어져 인체 구조상 부자연스러운 자세를 취하게 된다. 베개는 사용하지 않는 편이 좋다.

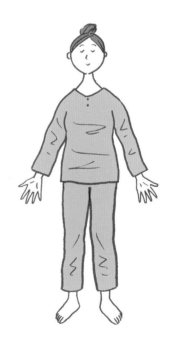

옆으로 누워서 잘 때는 이렇게

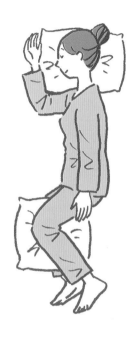

바른 자세

- 옆으로 누워서 잘 때는 베개를 사용한다. 베개는 목에서 어깨 끝까지의 길이와 비슷한 높이로 고르는 편이 가장 좋다.

- 몸 아래에 있는 팔을 쭉 뻗거나 90°로 굽힌다. 손바닥은 위를 향하게 둔다.

- 몸 위에 있는 팔은 뻗어서 엉덩이 쪽에 둔다. 이렇게 하면 자연스럽게 가슴이 열려 수면의 질이 좋아진다.

- 양쪽 발을 가지런히 모아서 고관절과 무릎을 구부린다. 무릎과 무릎 사이에 베개나 쿠션을 끼우면 더욱 좋다.

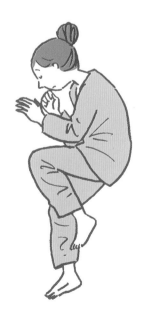

NG 자세

- 몸은 안쪽으로 움츠러들고 골반은 비틀어진 자세를 취한 채로 자는 것은 좋지 않다. 좌골신경통의 원인이 되기 때문이다.

이 책에서 소개한 운동은 전부 30초 이내, 좌우로 실시해도 1분 이내에 마칠 수 있습니다. 그런데도 즉시 효과가 나타나 놀라지 않았나요? 다만 한 번 실행한 것만으로 모든 증상이 해소될 리가 없겠죠. 마음에 드는 운동만이라도 좋으니 바른 자세가 몸에 정착되도록 꾸준히 실천해보세요.

저는 자세 오타쿠답게 하루에 열 번 정도 전신 거울로 몸을 정면이나 옆에서 바라보고 체크합니다. 그러면 '좌우 어깨 라인이 틀어져 있거나', '골반이 미묘하게 어긋난' 상태가 제 눈에는 바로 보여요. 어떤 운동으로 자세를 바로잡아야 하는지 같은 대책도 즉각 떠오릅니다. 자세에 지나치게 관심이 많은 '이상한 녀석'이죠.

여러분에게 이렇게까지 해야 한다고 강조할 생각은 없어요. 그렇지만 자세를 바로잡는 일은 양치질과 똑같습니다. 치아는 매일 관리하면서 몸은 매일 관리하지 않지요. 이상하지 않습니까?

여러분이 하루에 한 번, 스스로 몸과 마주하는 의식이나 습관을 들인다면, 저는 이 책을 출간하길 잘했다고 진심으로 여길 수 있을 듯합니다.

마지막으로 이 책을 위해 힘을 보태준 많은 분에게 감사 인사를 전합니다. 특히 내 모든 생활을 헌신적으로 지지해주는 아내 유미, 마찬가지로 아낌없이 저를 응원해주는 클리닉 직원들, 책을 내보지 않겠냐고 제안해준 겐토샤 출판사의 마에다 씨와 제작 직원들, 여전히 기쁜 마음과 격려가 담긴 댓글을 남기는 세계 곳곳의 유튜브 시청자분들. 여러분의 존재가 없었더라면 이 책은 탄생하지 못했을 거예요.

마지막으로 여기까지 읽어준 독자분들께도 인사를 드리고 싶습니다. 감사합니다.

《매일 젊어지는 1분 자세 교실》이 여러분의 건강과 미용에 도움이 되는 책이길 바랄게요.

오스트레일리아에서 애정을 듬뿍 담아 인사드립니다.

표지 디자인 오구치 쇼헤이, 하타나카 아카네(tobufune)　의상 협찬 Style Boat Market
본문 디자인 다나카 슌스케(PAGES)　운동 감수 Kei Yamamoto(flow Labo)
촬영(동작) 무라카미 미치　일러스트 나카무라 사토시
촬영(저자) 고마가타 에미　만화 구마노 유키코
촬영(칼럼) 쇼지　DTP 비소
헤어 메이크업 무라타 마유미　집필 협력 야마모리 마이
모델 시마다 다나에(오스카 프로모션)　구성 스즈키 에미

매일 젊어지는
1분 자세 교실

펴낸날 초판 1쇄 2023년 5월 30일

지은이 쇼지
옮긴이 문혜원

펴낸이 임호준
출판 팀장 정영주
책임 편집 조유진 | **편집** 김은정
디자인 유채민 | **마케팅** 길보민
경영지원 나은혜 박석호 유태호 최단비

인쇄 (주)상식문화

펴낸곳 비타북스 | **발행처** (주)헬스조선 | **출판등록** 제2-4324호 2006년 1월 12일
주소 서울특별시 중구 세종대로 21길 30 | **전화** (02) 724-7633 | **팩스** (02) 722-9339
포스트 post.naver.com/vita_books | **블로그** blog.naver.com/vita_books | **인스타그램** @vitabooks_official

ISBN 979-11-5846-395-3 13510

비타북스는 독자 여러분의 책에 대한 아이디어와 원고 투고를 기다리고 있습니다.
책 출간을 원하시는 분은 이메일 vbook@chosun.com으로 간단한 개요와 취지, 연락처 등을 보내주세요.

비타북스는 건강한 몸과 아름다운 삶을 생각하는 (주)헬스조선의 출판 브랜드입니다.